치매예방과 관리를 위한

통합교육프로그램

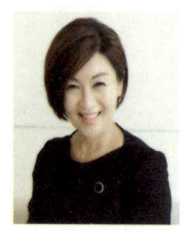

★ 정해명 jhm3077@hanmail.net

내부모요양돌봄타운·내부모재가노인복지센터 대표
영남대학교 겸임교수
사회복지학 박사

경북 청도에서 태어났다. 10년 넘게 노인장기요양보험 관련 사회복지 시설인 입소요양시설, 주야간보호시설, 방문요양, 단기보호시설을 운영하고 있다.
노인치매의 심각성을 깨닫고 국제치매예방협회 대구지부를 맡아 치매예방에 앞장서고 있다. 이론과 경험을 묶어 통합적 치매예방프로그램을 개발하였다.
행복한 노후의 삶과 치매예방에 대한 전문 강사로 활동하며, 노인장기요양기관의 종사자를 위한 교육에도 열정을 쏟고 있다.

치매예방과 관리를 위한
통합교육프로그램

2021년 04월 20일 초판 1쇄 발행
저 자 정해명
펴낸이 엄승진
책임편집.디자인 슬픈사슴들
펴낸곳 도서출판 지성인
주 소 서울 영등포구 여의도동 11-11 한서빌딩 1209호
메 일 Jsin0227@naver.com
연락주실 곳 T) 02-761-5915 F) 02-6747-1612
ISBN 979-11-89766-24-5 13330

정가 20,000원

잘못 만들어진 책은 본사나 구입하신 곳에서 교환하여 드립니다.
이 책은 저작권법에 의해 보호를 받는 도서이오니 일부 또는 전부의 무단 복제를 금합니다.

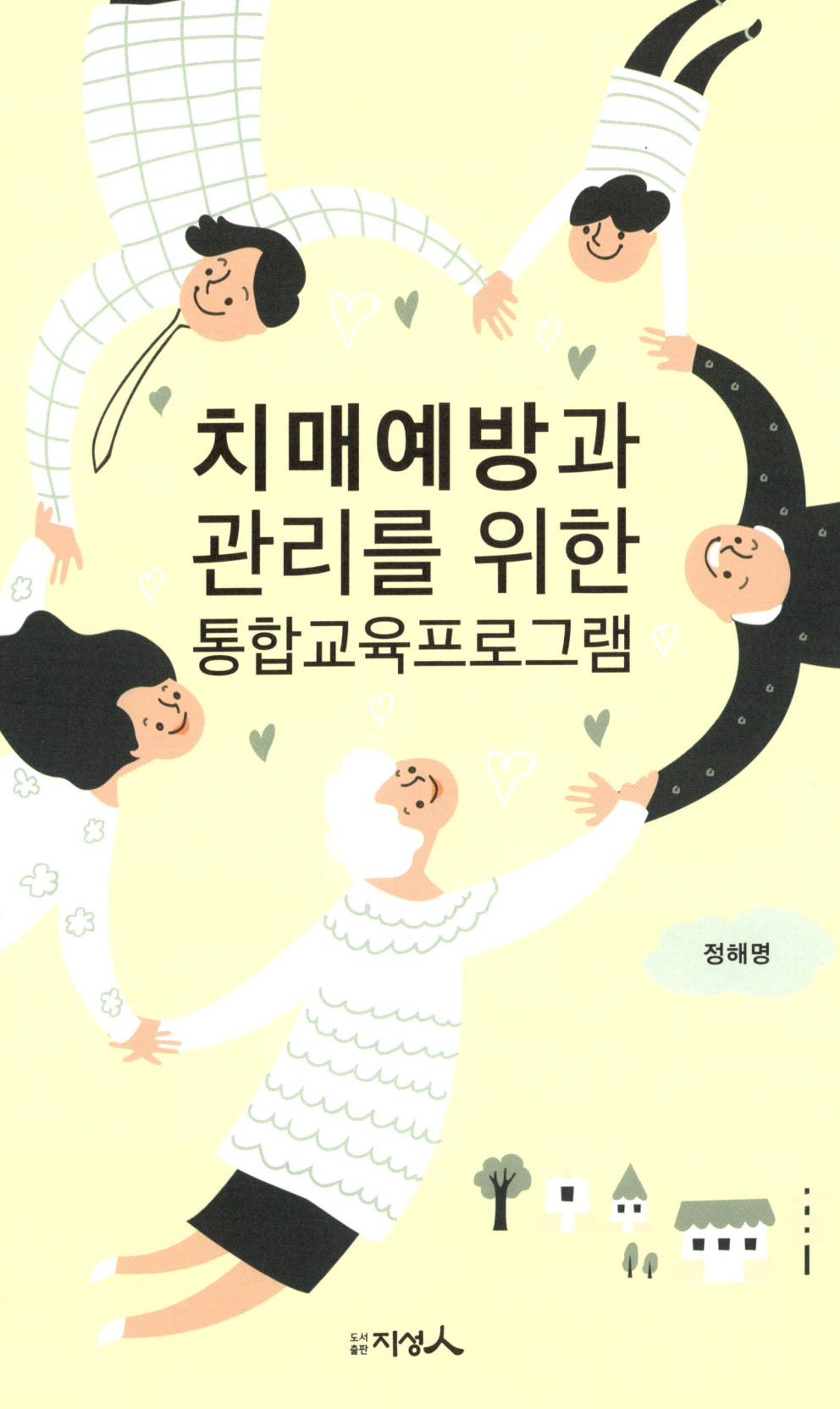

노인을 사랑할 줄 아는 사람
생활습관을 바꿀 줄 아는 사람
치매라는 질병을 다룰 줄 아는 사람
그런 당신에게
희망으로
이 책을 선물합니다.

        년   월   일

       _____ 님께

       _____ 올림

■ 들어가며

치매는 단순한 질환이 아니다.

환자 자신의 인격을 파괴하고, 가족들의 삶마저 황폐하게 만드는 비극적인 질병이다. 치매 노인의 증가는 부양부담 증가를 가져온다. 본인의 상실과 좌절감도 크다. 주 부양자는 경제적, 신체적, 정신적 부담을 경험한다. 급기야 가족 응집력에도 부정적 영향을 미친다. 치매 노인에 대한 적절한 돌봄은 국가, 사회, 가족, 개인 모두가 해결해야 할 중요한 과제가 되었다. 치매는 개인의 문제가 아닌 가족 구성원 전체의 문제이다. 동시에 사회적·국가적 문제이기도 하다.

우리나라 전체 노인 인구의 10분의 1은 치매를 앓고 있다. 2018년 현재, 65세 이상 치매 노인 수는 약 75만 명이다. 중앙치매센터에서는 노인 인구의 증가와 발병가능성을 감안할 때, 2024년에 100만 명, 2039년에는 200만 명을 넘어설 것으로 추산하고 있다. 치매 노인을 위한 사회적 비용부담은 2018년 16조원 정도가 든 것으로 계산하였다. 2050년에는 약 78조 원에 이를 것으로 전망하였다. 치매의 정도가 증가하고, 발병율이 늘어난다고 가정하면, 치료와 돌봄을 위한 직·간접적 비용은 암, 뇌혈관질환, 심혈관질환의 10배 가까이 소요될 것으로 예측하였다.

통계적으로, 전 세계에서 3.2초당 한 명씩 치매 환자가 증가한다. 세계 각 나라는 치매 유병률 증가로 치매예방에 대한 고심하고 있다. 알츠하이머 질환의 경우 치유 치료 옵션이 부족하고 전 세계적으로 발병

인구는 늘어나고 있다. 이 같은 신경 퇴행성 치매의 경우 효과적인 예방만이 유일한 해결 방법이다.

치매는 불안, 우울 등의 다른 질환이나 현상을 동반할 수 있어 예방이 더욱 필요하다. 지속적인 예방행위를 위해서는 일상생활에서부터 예방활동을 실천하는 것이 효과적이라는 주장이 가장 큰 설득력을 얻고 있다. 그에 비하여 통일성 있고, 구체적인 실천방안을 찾기 쉽지 않다.

치매에 관한 관심이 커지고 있다.

치매를 극복하기 위하여 많은 연구가 진행되고 있지만, 아직까지 그 원인을 의학적으로 명확하게 규명하지 못하고 있다. 뚜렷한 치료방법이 없어 증상 완화에 개입하는 수준에 그치고, 아직 완치방법은 찾지 못하고 있다. 이를 반영하듯 예방과 관리를 위한 지침서가 쏟아져 나오고 있다. 대체로 치매로 인한 폐해나 사회적인 문제의식을 강조하는 책과 예방 상식에 관한 것이다.

치매 예방 활동에 관한 종사자용 지침서도 몇 가지 보인다. 치매는 예방의 최우선이라는 관점에서 인식 개선을 강조하기도 한다. 저자가 의료계나 사회복지계나 하는 전공 분야에 따라서 내용의 핵심이 조금씩 다르다. 일반인용과 전문가용으로 구별해야 할 정도이다. 예방을 위한 운동이나 음식, 생활습관에 관한 것부터 돌봄과 복지, 혹은 회상, 인지 등 심리적인 영역까지 다양한 방향에서 접근하고 있다. 사회나 가족에게 주는 영향이나 문제에 관한 기사를 분석하며, '무서운 병'임을 강조하기도 한다.

치매 노인은 누군가의 도움이 없이는 생활하기 힘들다.

　개인의 자존감이나, 생의 의지마저 떨어진다. 개인뿐만 아니라 돌보아야 하는 가족의 육체적·정신적 고통을 동반한다. 신체·인지·심리적인 영역 등에 영향을 주는 질환이다. 증상에 따른 치료와 간호, 돌봄에 대해서도 다르게 접근해야 한다. 더구나 우리나라의 정서상 가족은 함께 지내야 하며, 부모를 직접 부양하지 않고 요양기관에 맡기는 것은 불효이거나, 방기放棄라는 인식이 있다. 때문에 치매 초기에는 거의 요양기관에 입소는 하지 않고, 어느 정도 진행된 이후에 입소를 선택하는 경우가 많다.

　노환이나 치매 상태의 어르신이 갈 곳은 요양기관 밖에 없는 실정이다. 따라서 현장에서 치매환자를 돌보는 종사자들에 대한 전문적인 교육과 훈련이 필수적이다. 치매환자에게 직접적인 서비스를 제공하는 인력이 치매환자의 상황을 이해하고 대응할 수 있는 능력, 치매에 대해 바르게 이해하고, 긍정적인 태도를 갖는 것이 가장 중요하다. 지식을 높이고, 치매에 대한 긍정적, 효과적 케어를 위해서 교육이 필수적이다. 치매 환자와의 의사소통 기술 및 케어 능력이 향상되어야 서비스 수준을 높일 수 있다. 치매와 관련된 교육은 케어기술 함양뿐만 아니라 케어부담감 완화에도 도움이 된다.

　　노인요양시설 종사자들을 대상으로 하는 치매 관련한
　　교육의 필요성은 강조되어 왔다.

　치매 노인을 바르게 이해하고, 치매예방활동을 적극적으로 실천하는 매뉴얼, 치매 어르신을 잘 관리하는 여러 가지 방법과 지혜를 나눌 수 있는 자료와 지침이 필요하다. 특히, 통합교육 프로그램이 특히 필요한 이유는 치매는 예방이 최우선이고, 노인요양시설 입소 노인은 이미 치매를 앓고 있는 상태에 있어서 관리도 중요하기 때문이다. 노인요양시설 종사자들이 바로 활용할 수 있는 치매예방과 관리를 통합하는 교육프로그램이 없어 아쉬웠다.

아직 그 활용 효용에 대해서 검증을 받은 프로그램은 많지 않다. 실제로 수많은 프로그램이 개발되기도 하고, 수입되기도 하고, 응용되기도 한다. 누구나 알아야 하는 치매에 관한 상식과 지식을 바탕으로, 전문가를 포함한 관심 있는 사람들이 활용할 수 있는 효과적인 프로그램, 치매예방활동 방안이기도 하면서, 동시에 유병 치매 노인을 잘 돌볼 수 있도록 관리를 병행하는 통합프로그램을 직접 제안하기에 이른 것이다.

이 책에서 소개하는 '치매예방·관리 통합교육 프로그램'은 저자가 현실과 경험을 반영하여 만든 프로그램이다. 저자는 오랜 시간 동안 요양시설을 운영하면서 많은 대상자를 돌보아 왔다. 현장에서 요구한 프로그램이 어떤 것인지, 무엇이 필요하고 무엇이 부족한지 인지했고 그 해결방안을 고심했다. 즉각적으로 활용하고 실천하는 교육을 위해 의학적, 상식적, 사회적 차원의 치매 이해를 바탕으로 하였다. 국가 사회복지 차원의 치매에 대한 대처와 관리를 담았다. 동시에 사회복지 관련 박사학위를 받으면서 얻은 학문적 지식, 노인시설과 복지 관련 인사들의 조언을 참고하였다. 여성가족부 산하 여성일자리센터의 요양기관 종사자 대상 치매예방교육을 통한 일자리 프로그램을 직접 개발한 경험과 치매예방 관련 민간자격과정을 진행하면서 얻은 경험을 녹여 넣었다.

이 책이 나오기까지 도움을 주신 분들께 감사드린다.

지도해주신 김정엽 교수님 그리고 요양기관운영과 발전에 애쓰시는 한국 노인 장기요양기관협회 대구지부 임원과 내부모 요양 돌봄타운·내부모 재가 노인복지센터의 임직원, 누구보다 일선에서 활동하고 계시면서, 그동안 수업에 참석하셔서 열심히 경청해주시고 격려해주신 치매예방강사와 교육생 여러분들께 깊은 감사를 드린다.

100세 시대, 치매는 누구에게나 예정된 손님이다.

치매예방과 관리를 위한 통합교육프로그램이 치매환자 케어로 힘들고 지친 요양기관 종사자들과 보호자뿐만 아니라 치매예방을 위해 일선에서 활동하는 치매예방강사 그리고 치매에 관심이 많은 일반인, 또한 치매 관련 프로그램 개발과 운영에 관심 있는 모든 분들께 도움이 되리라는 믿음으로 집필하였다. 이 책을 다 읽을 때 쯤, 치매의 심각성과 이를 극복할 수 있다는 확신이 올 것이다. 지금부터 생활습관을 바꾸게 될 것이다. 부디 독자를 위한 책이 되었으면 좋겠다.

2021. 4. 15.

정 해 명

목차

- 들어가며   5

제 1 부   치매예방·관리 통합교육프로그램 개요   15

제 1 장   프로그램 소개   16
　1. 치매 관련 프로그램 실태와 문제점   18
　2. 치매예방·관리 통합교육 프로그램 구성   21
　3. 치매예방·관리 통합교육프로그램 개발 과정   23
　4. 치매예방·관리 통합교육프로그램의 특이점   27

제 2 장   프로그램 검증   30
　1. 치매예방·관리 통합교육 프로그램에 대한 평가   31
　2. 치매예방·관리 통합교육 프로그램의 효과   33
　3. 치매예방·관리 통합교육프로그램의 활용   38

제 2 부   이론편   39

제 1 장   치매 바로 알기   40
　1. 노화와 노인   41
　2. 치매의 정의와 문제   51
　3. 치매의 원인과 종류, 증상   59

제 2 장   치매 예방과 치료   70
　1. 뇌와 치매   71
　2. 치매 예방 생활   78
　3. 치매 진단과 치료   98

제 3 장 치매 관리 — 109
1. 가족이 하는 관리 — 110
2. 치매국가책임제 — 115
3. 치매관련 사회복지제도 — 122

제 4 장 치매 돌봄 — 142
1. 초로기 치매 — 143
2. 노인성 치매 — 149
3. 치매의 증상 — 158
4. 치매돌봄과 환자와의 소통 — 168

제 3 부 트레이닝 — 181

제 1 장 운동 트레이닝 — 182
1. 치매 노인의 운동 — 183
2. 뇌 체조와 뇌운동 — 188
3. 뇌기능 향상 놀이 — 191

제 2 장 미소 트레이닝 — 193
1. 웃음과 뇌 — 194
2. 펜 테크닉 pen technique — 196
3. 웃는 생활과 웃음 운동 — 197

제 3 장 인지 트레이닝 — 201
1. 자존감 요법 — 202
2. 인지 요법 — 207
3. 회상 요법 — 209

제 4 장 두뇌 트레이닝 — 214
1. 기억 요법 — 215
2. 그림 요법 — 216
3. 놀이 요법 — 217

제 5 장 미술·음악 트레이닝 — 219
1. 간단한 미술 활동 — 220
2. 일상생활 동작과 놀이 — 223
3. 음악 요법 — 224

제 6 장 언어·작업 트레이닝 — 228
1. 단어 활동 — 229
2. 언어로 표현하기 — 230
3. 작업 활동 — 231

제 7 장 문학 트레이닝 — 234
1. 쓰기 — 235
2. 시 읽기와 짓기 — 239
3. 이야기하기 — 241

제 7 장 활동 트레이닝 및 마무리 — 244
1. 신체 활동 — 245
2. 각종 동작 훈련 — 246
3. 프로그램 마무리 — 248

마무리하며 — 255
참고문헌 — 258

제 1 부

치매예방·관리 통합교육프로그램 개요

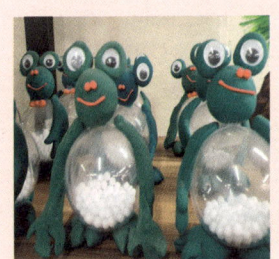 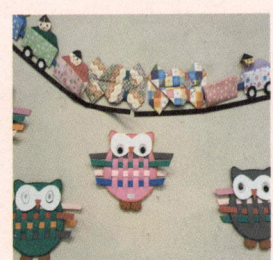 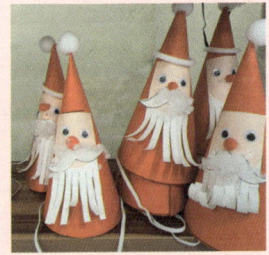

제 1 장　프로그램 소개

치매는 예방이 최우선이다.

　치매 예방을 위해서는 치매에 대해 아는 것이 중요하다. 치매와 관련한 지식과 정보를 접할 기회가 많아져야 한다. 우리나라의 경우 노년기에 접어들어 복지관이나 경로당에 가면서 치매에 관한 이야기를 듣기 시작한다. 물론 정부주도형이다. 가족 중 치매를 앓은 사람이 있는 경우 심각성을 조금 일찍 이해한다. 아니면 자신과는 상관없는 이야기로 흘려버린다. 관심이 생겨 책을 한 권 구입해 본다. 이것도 하지 말고, 저것도 하지 말라는 금지의 훈계가 가득하다.
　치매 관련 현장에서 근무하는 사람들도 기본적인, 상식적인 선에 머물고 있다. 어떠한 교육을 구체적으로 원하는지 파악하여 교육에 반영해야 한다. 기관에서는 자체적으로 자신들의 취약점을 보강하고, 더 나은 서비스를 제공하기 위하여 수시로 보수교육이 이루어져야 할 것이다. 직무교육이나 개인별 보충교육을 통해서라도 예방과 관리를 실행해야 할 것이다.

치매예방프로그램은 통합적으로 구성하는 것이 가장 효율적이다.

　치매예방 프로그램 중 특정 부분만을 이용하기보다는 통합프로그램을 활용하여, 다양하고 복합적, 통합적인 방법으로 신체적, 정신적 건강 수준을 향상시켜야 한다. 치매 환자가 나타내는 증상이 환각, 우울, 공격 행동 등의 다양한 양상을 보이므로 돌봄 제공자들이 이를 적절하게 사정하고, 관리능력을 향상시킬 수 있는 관리 교육프로그램도 필요하다. 그를 통한 치매 예방과 궁극적으로 환자와 가족의 삶의 질 개선에 효과가 있어야 하겠다.

치매예방과 관리를 위한 프로그램은 많다. 그러나 노인요양시설 종사자들을 대상으로 하는 치매예방 프로그램은 일반화되지 못하였고, 노인을 대상으로, 예방을 중심으로 개발된 프로그램이 대부분이다. 이에 비해 이 책은 노인요양시설 종사자들에게 적용할 수 있는 프로그램인 동시에 보호자와 강사들뿐만 아니라 일반인들도 참고하여 실천할 수 있는 프로그램이다. 치매와 관련한 어떤 교육에서도 바로 적용할 수 있는 프로그램이며, 특히 노인요양시설 종사자용으로 매우 적합하다. 이 프로그램은 노인요양시설 종사자들에게 프로그램을 적용하여 그 효과를 검정한 프로그램으로 박사학위 연구논문으로 제출된 것을 중심으로 재편집한 것이다.

이 책은 기존의 프로그램과는 다르게 접근한다.

치매예방에서 관리까지 망라하는 프로그램이다. 노인요양시설 종사자들에게 활용할 수 있도록 치매에 대한 개념 및 원인 등에 대한 이론적 교육과 관리이론 및 치매를 완충할 수 있도록 하는 프로그램으로 구성하였다. 치매 예방과 치매 유병자 관리를 위해 활동에 관한 내용까지 치매에 관한 거의 모든 내용을 실었다. 프로그램은 12주차를 기본으로 하였고, 단계적으로 이수할 수 있도록 구성하였다. 교육을 통해 치매에 대한 전반적인 이해를 도모하고, 특히 노인관련 종사자들의 직무수행 과정에서 치매를 예방하고, 아직도 활용 가능한 잔존기능을 유지·관리 할 수 있도록 하였다.

1. 치매 관련 프로그램 실태와 문제점

요양보호사들은 치매 관련 가장 많은 서비스를 담당하고 있다.

입소 노인과 가장 가깝게 대면하면서 그들과 일상을 함께 한다. 간호사나 사회복지사에 비하여 역할은 상당히 크지만 자격증 취득과정에서 교육시간이 매우 짧고, 배워야 할 분량은 많다. 그러다보니, 치매 노인을 제대로 돌보기에는 문제행동에 대처하는 테크닉이 부족한 경우가 많다. 특히 동일한 대상을 장기간 돌볼 경우, 활용할 소재가 고갈되어 지난 프로그램을 반복하는 경우도 있다. 이는 곧 요양서비스 제공과정에서 어려움이 있음을 의미한다. 이러한 현상은 입소 노인뿐만 아니라 종사자들 간 역할분담에도 영향을 미쳐 결국 전반적인 서비스 질을 떨어뜨린다. 치매 예방의 최일선에서 무기와 실탄이 공급되지 않는 것과 같다.

치매예방프로그램의 조사를 통해 몇 가지 사실을 추가로 확인할 수 있다. 먼저, 측정 도구로 우울과 같은 인지기능, 신체기능, 삶의 질이 주를 이루고 있다. 중재 기간은 짧게는 1~4주이며, 가장 긴 프로그램은 24주가 넘는 것으로 나타났다. 10~14주가 가장 많은 비중을 차지하고 있었다.

[치매예방 프로그램 실태]

프로그램(편)	프로그램 종류	측정도구	중재기간
1. 김석선·조현미(2018), 29편			
- 운동(11) - 통합(9) - 인지강화(4) - 예술(2) - 가정방문 서비스(1) - 레크리에이션(1) - 작업 치료(1)	운동 (맞춤형프로그램, 태극권, 건강체조, 요가, 댄스 등) 통합 (신체계측, 손운동, 건강교육, 웃음치료, 원예치료, 예술치료, 인지치료, 레크리에이션, 회상요법 등) 인지강화, 예술, 가정방문 서비스, 레크리에이션, 작업치료 프로그램	인지기능 22편 우울 17편 신체·행동효과 (사회적행동, 독립생활, 근력, 신체기능, 신체계측기이용, 운동부하검사 등) 삶의 질 관련	[기간] · 4 ~ 8주 7편(24.2%) · 10 ~ 12 10편(34.5%) · 15 ~ 16주4편(13.8%) · 24 ~ 72주5편(17.2%) [횟수(주당)] · 2 ~ 3회 19편(65.6%) · 1회 5편(17.2%) · 기타 주1회 후 집에서 반복훈련, 1 ~ 2회 작업프로그램, 3 ~ 4회, 2회 후 개별학습 5편 (17.2%)
2. 양수경 등(2019), 36편			
- 통합(11) - 신체활동(8) - 인지행동(7) - 온라인 환경(5) - 음악활동(5)	통합 (요가, 음악, 오락, 인지, 신체, 달크로즈음악, 뇌신경체조, 전통놀이, 치매예방체조, 미술, 무용, 레크리에이션, 문학, 미소훈련, 노인체조 등) 신체활동 (게이트볼, 걷기, 맞춤형 그룹운동, 레크리에이션, 전통놀이치료, 민속놀이, 신체적활동, 오타고운동 중심의 신체활동) 인지행동 온라인 환경 음악활동	인지기능 16편 우울 15편 신체운동 5편	[기간] · 1 ~ 4 주(16.7%) · 5 ~ 9주(16.7%) · 10 ~ 14주(41.6%) · 15 ~ 19주(8.3%) · 기타(16.7%) [횟수(주당)] · 1 ~ 2회 28편(77.8%) · 3 ~ 4회 4편(11.1%), · 5 ~ 6회 2편(5.5%) · 6회 이상 1편(2.8%,) · 기타 1편(2.8%)

지금까지의 프로그램은 분야도, 접근방식도 다양하다.

최근에는 뇌 운동 혹은 뇌 체조라는 이름으로 치매예방프로그램이 범람하고 있다. 대체로 요양시설 노인 등을 주 대상으로 한 것이 많다. 내용도 치매지식, 우울, 인지기능, 치매 태도, 신체기능, 삶의 질 변화 등을 확인하는 데 그쳤다. 건강 체조, 운동, 요가, 음악, 웃음, 미술, 무용, 레크리에이션, 전통놀이, 원예치료, 예술·인지 프로그램 등 안 쓰이는 것이 없을 정도다. 웃음치료나 노래교실이 치매예방교실로 이름을 바꾸기도 한다. 서예, 글짓기도 치매 예방 활동이 되었다. 유치원 아동들이 쓰는 그림책이 치매예방교재로 둔갑하고 있다. 운영자의 경력이나 목적에 따라 프로그램 내용이 가지각색이라는 것을 알 수 있다.

노인요양시설 종사자들의 치매에 대한 지식이 충분하지 못하다. 간호직 만이 치매질환에 대한 전문적인 교육을 이수하였다. 때문에, 입소 치매 노인에 대한 전문적인 케어가 부족할 수도 있었다, 돌발 상황에서 적극적으로 대처하지 못하여 서비스 제공과정에서 문제가 발생할 가능성도 항상 안고 있다. 그럼에도 기존의 프로그램은 노인요양시설 종사자를 대상으로 한, 입소 치매 노인을 전문적으로 케어하기 위한 내용을 충분히 다루지는 못하였다.

2. 치매예방·관리 통합교육 프로그램 구성

기존의 치매 관련 교재에는 종사자를 위한 부분을 간과하고 있다.

노인요양시설 종사자들은 치매환자와 접촉도가 높고, 영향력이 크다. 이들이 활용할 마땅한 치매예방프로그램이 없었다. 이 책은 이러한 점을 감안하였다. 덧붙여 노년기에 들어가는 당사자와 그 가족, 일반인이 알아두어야 할 치매의 개념과 현상, 예방 상식을 실었다. 기존의 치매예방 강사 양성과정 교재를 중심으로 치매에 대한 이론적 이해와 기술적, 실무 능력을 향상시키고, 현장에서 즉각적으로 적용할 수 있도록 하였다.

이 프로그램은 직무교육에도 쓸 수 있다.

요양보호사가 직무 교육에 참여하는 동기는 전문적인 서비스를 제공하는데 필요한 지식과 기능을 습득하기 위함이다. 마땅히 교육훈련의 결과로 직무수행 성과가 향상되도록 계획되고 운영되어야 한다. 교육은 그들의 자질 향상뿐만 아니라 요양서비스 과정에서 나타날 수 있는 문제를 완충하고 직무에 대한 성과를 높이는데 기여하기 때문이다. 따라서 이 프로그램은 요양보호사 직무교육용으로 활용하기 적합한 요건을 두루 갖추고 있다. 세부 내용은 다음과 같다.

주차	주제	내용	교육시간
1주차	치매 바로 알기	노화와 노인 치매의 정의와 문제 치매의 원인과 종류, 증상	각 주차별 1일 180분
2주차	치매 예방과 치료	뇌와 치매 치매 예방, 진단과 치료	
3주차	치매 관리	가족이 하는 관리 치매국가책임제 치매관련 사회복지제도	
4주차	치매 돌봄	초로기치매와 노인성 치매 치매의 증상 치매 돌봄과 환자와의 소통	
5주차	운동 트레이닝	치매노인의 운동 뇌체조와 뇌운동 뇌 기능향상 놀이	
6주차	미소 트레이닝	웃음과 뇌 웃는 생활과 웃음 활동	
7주차	인지 트레이닝	자존감 요법 인지요법 / 회상요법	
8주차	두뇌 트레이닝	기억요법 / 그림요법 놀이요법	
9주차	미술·음악 트레이닝	미술 활동 / 음악요법 일상생활 동작과 놀이	
10주차	언어·작업 트레이닝	단어 활동 / 언어로 표현하기 작업활동	
11주차	문학 트레이닝	쓰기 / 시 읽기와 짓기 이야기하기	
12주차	활동 트레이닝과 마무리	신체활동/ 각종 동작 훈련 프로그램 마무리	

3. 치매예방·관리 통합교육프로그램 개발 과정

이 프로그램은 치매예방트레이너 양성과정 교재이다.

국제치매예방협회에서 사용한 교재를 수정·보완하여 재구성하였다. 치매예방트레이너로서 충분한 자질을 갖추도록 하기 위해, 환자를 관리하고 가족을 상대하는 조력자의 역할을 충분하게 할 수 있도록 내용을 보충하였다. 이후 노인요양시설 종사자들을 대상으로 그 효과를 검증하고 내용을 보완해 나갔다.

충분한 보완을 거쳐 치매예방·관리 통합교육 프로그램 구성을 확정하였다. 합리적인 검증을 위해 대학교수 2인, 간호사 1인, 치매예방 양성과정 전문가 2인 등 외부 전문가와 저자의 요양시설에서 종사하는 관리자 4명의 조언을 참고하였다. 저자와 전문가, 종사자가 4회의 모임을 가지고 토론과정을 거쳐 최종적으로 확정하였다.

이 프로그램을 만들기 위한 과정은 다음과 같다.

1단계는 준비단계로 국내 문헌을 중심으로 선행연구를 고찰하였다. 치매와 관련한 자료를 수집하고, 노인요양시설 종사자를 대상으로 치매 노인을 케어함에 있어 가장 필요한 사항이 무엇인가를 청취하였다. 노인요양시설 종사자들과 면담, 토론의 과정을 거쳐 국제치매예방협회에서 발간된 치매예방트레이너 양성과정의 교재를 바탕으로 프로그램의 기초적인 내용을 구성하였다.

2단계는 수정·보완단계이다. 선행연구를 토대로 노인요양시설 종사자들에게 적용할 실현성을 고려하여 프로그램의 범위를 설정하였다.

프로그램 참여 대상자에게 적합한 모형을 설계하여 치매예방·관리 통합프로그램을 수정·보완하였다. 프로그램이 노인요양시설 현장에서 종사자들에게 적용할 경우 문제점이 없는지 사전조사로 확인하였다.

3단계는 개선단계이다. 수정·보완단계의 사전조사에서 미흡한 부분을 개선하였다. 대학교수를 비롯한 간호사, 치매예방 양성과정 전문가, 요양시설 종사 관리자 그리고 저자가 참여하였다. 사전조사에서 나타난 문제점과 치매예방프로그램이 노인요양시설 종사자에게 적용하였을 때 실현 가능성이 있는지, 교육 후 입소 노인에게 적용하였을 때 그 효용성이 있는가에 중점을 두었다. 또한, 치매예방활동을 위해 수행 가능한 행동인가를 고려하였다. 이를 토대로 치매에 대한 이론과 치매예방을 위한 실천적 정보를 추가로 보완하기로 협의하고 2회의 개선과정을 거쳤다.

4단계는 완성단계이다. 지금까지 나타난 문제를 보완하여 최종적으로 치매예방·관리 통합교육 프로그램을 구성하였고, 이를 근거로 교육 효과를 검정하였다.

이러한 프로그램을 종사자들에게 교육하고 그 효과를 측정하였다.

프로그램은 치매 어르신 케어에 직접, 간접적으로 긍정적인 영향을 주었다. 먼저 치매에 대한 이해로 일상생활습관 및 자신의 건강관리를 촉진시키는 계기가 되었다. 적극적인 치매예방 활동을 실천함으로서 종사자들의 역량이 강화되고, 그로 인해 입소시설 노인들에게 서비스 질이 달라져 가는 것을 볼 수 있었다. 나아가 종사자 개인의 심리적 특성이 긍정적으로 변화하는 것을 볼 수 있었다.

또, 이 프로그램의 용도는 다양하다. 치매에 관심있는 일반인이나 중노년층을 대상으로 하는 치매 예방교실의 교재로도 쓸 수 있고, 강사

양성에서도 사용할 수도 있다. 이 교육의 이수자가 입소 노인에게는 양질의 서비스를 제공하여 삶의 질이 향상될 수 있도록 할 것이다. 종사자에게는 케어과정에서 발생할 수 있는 문제 행동에 대한 전문적인

[치매예방·관리 통합교육프로그램 개발 단계]

단계	구성과 수정 보완 절차 및 방법	내용
준비단계	치매관련 자료 수집 요양시설 종사자의 요구분석 자료조사 및 종사자 면담 수정 보완 프로그램 내용 선정	국내 문헌 고찰 내용 발췌 면담 및 토론 프로그램 구성
수정 보완 단계	프로그램 수정·보완의 범위 수정 보완 모형 설계 프로그램 보완 활용도 분석	적용의 실현성 대상자의 적합도 사전 조사 실시
개선단계	1차 수정 개선 2차 수정과 적용 가능성	대학교수, 간호사, 치매예방 양성과정 전문가, 요양시설 종사자의 검토
완성단계	치매예방·관리 통합교육 프로그램 수정 보완	프로그램 확정 교육 중재효과 검정

〈치매예방·관리 통합교육 프로그램 구성과 수정 보완 절차도〉

대응태도를 익힘으로서 실천적 윤리적인 측면에서 효용성 있는 자료가 될 것이라고 생각한다. 치매예방은 적극적인 교육을 통해서 실천할 수 있다. 이 프로그램이 국민 모두의 치매예방에 도움이 될 수 있는 프로그램임을 확신한다.

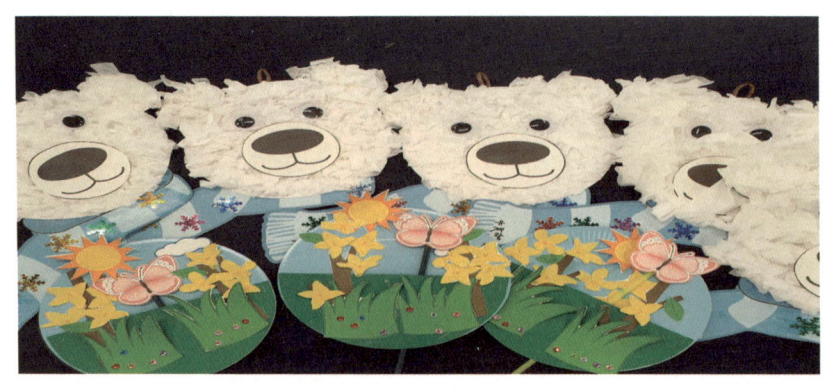

4. 치매예방·관리 통합교육프로그램의 특이점

이 프로그램은 다른 프로그램과 몇 가지 차이가 있다.

첫째, 프로그램 구성에서 차이다. 다른 프로그램은 치매에 대한 지식이나 이해보다는 활동적인 프로그램으로 치매예방 활동에 주력하거나, 실기 실습 요령만을 제시하고 있다. 반면 이 프로그램은 치매를 이해할 수 있도록 치매의 원인과 증상에 대한 이론교육을 먼저 하고, 활동프로그램에 참여하도록 구성하였다. 노인요양시설 종사자라 하더라도 치매에 대한 전문적인 지식이나 폐해, 관련 복지제도나 법령을 모두 섭렵涉獵하여 알고 있지 못할 것이라고 전제하였다. 실제로 간호사는 의료적, 생리적인 지식수준이 높고, 사회복지사는 복지 지원이나 관련 법규는 잘 알고 있지만, 다양한 분야의 지식은 다소 부족할 것으로 보고, 기본 교육을 통해 치매를 충분히 이해함으로써 치매예방·관리 교육프로그램에 쉽게 적응할 수 있도록 하였다. 치매에 대한 지식과 원인, 증상의 이해, 예방, 관리를 위한 다양한 트레이닝 기술(신체, 미소, 인지, 두뇌, 미술·음악, 언어·작업, 문학, 활동트레이닝)을 습득할 수 있도록 만들었다. 그야말로 치매와 관련된 전반적인 지식과 기술을 포함하여 개발한 치매예방·관리 통합교육 프로그램이다.

둘째, 프로그램에 참여하는 대상자 특성의 차이를 고려했다. 기존의 프로그램은 노인을 대상으로 특정된 프로그램으로 구성하거나 통합프로그램이라 하여도 특정 대상자에 초점을 맞추어 구성하고 있다. 본 프로그램은 일반인부터 전문가까지, 특히 노인요양시설 종사자들을 치매 케어 전문가로 양성하기 위해 교육하는 프로그램이다. 이 프로그램은 대상자가 노인요양시설 종사자를 주요 대상으로 하고 있지만, 프로그램 구성에는 치매 돌봄 관리 전문가 양성부터 부분적으로 현장에서 요양서비스 과정에 직접 적용할 수 있도록 하였다.

셋째, 내용의 차이다. 선행의 프로그램은 치매예방을 위한 활동 프로그램으로서 대상자의 특성에 맞도록 건강 활동, 회상, 원예, 미술, 음악, 놀이 등 매우 다양하다. 이 프로그램은 이론교육을 포함하며, 뇌 활동과 신체적 활동을 함께 할 수 있도록 제작되어 있다. 무엇보다 치매 예방과 관리를 위한 내용으로 구성되어 있어 기존의 프로그램과는 차이가 있다. 기존의 프로그램은 치매예방을 위한 것이 주목적이라면, 이 프로그램은 치매예방과 관리를 위한 전문적인 지식을 담고 있다. 치매예방 뿐만 아니라 관리할 수 있는 능력을 향상시키는 프로그램을 포함하고 있다. 단 12주차 프로그램으로 진행한다.

[치매예방·관리 통합교육프로그램의 특이점]

특성	본 프로그램의 특징
프로그램 구성	치매의 원인과 증상 같은 지식을 교육하고, 활동적 프로그램에 참여하도록 구성
대상자 특성	치매 케어 전문가로 양성시키기 위한 프로그램이면서 요양서비스 과정에서 직접 적용 가능함
프로그램 종류	치매예방과 관리를 위한 다양한 지식 및 트레이닝기술 습득(신체, 미소, 인지, 두뇌 활동 등)
프로그램 실태	본 연구에서 처음으로 시도하는 중재 프로그램이면서 새로운 형태의 치매예방·관리 통합교육 프로그램
프로그램 내용	치매예방활동뿐만 아니라 관리활동을 포함한 전문가 양성 프로그램
프로그램 목적	새로운 프로그램의 중재효과를 검증함으로써 많은 요양시설에서 활용하여 질 높은 서비스 제공에 기여
진행기간	가장 많은 비율을 보인 10~14주에 기반한 12주 시행
종합비교	새로운 치매예방·관리 프로그램 제시와 중재효과를 통해 요양시설의 새로운 서비스 프로그램으로 정착 기대

제 2 장   프로그램 검증

치매예방 프로그램은 매우 다양한 분야에 걸쳐 개발되고 있다.

   기존 프로그램의 개발영역은 운동, 활동, 인지행동, 음악, 레크리에이션, 작업치료, 회상요법, 색채놀이, 보드게임 등이다. 이들 프로그램은 과거 해당 영역에 일가견이 있거나, 치매 예방 정책에 편승하여 해당 영역의 전문가가 응용하기 좋도록 만들어 놓은 것이 대부분이다. 그에 비해서 해당 프로그램의 원리나 효과에 대한 검증은 거의 없는 실정이다. 이 프로그램은 효과를 검증한 프로그램이다.

   프로그램 결과 종사자들은 역할을 충실히 수행하고, 양질의 서비스를 제공하기 위한 행동과 사고의 변화를 보여주었다. 또, 자신에 대한 긍정적 지각과 능력에 대한 확신 그리고 직무문제를 스스로 지각하고 대처하여 스트레스가 완충되었고, 운동 및 신체활동을 적극적으로 수행하는 기대효과를 충족시켰다. 프로그램의 궁극적인 목적인 전문적 소양을 강화하여 능력을 향상시킨 것으로 나타났다. 이를 통해 요양시설 치매노인들에게 제공되는 서비스 질도 개선되었다. 우리나라 치매 유병 실정을 볼 때 입소 치매 노인의 삶의 질 향상을 위해 근거를 제시하는 중요한 자원으로 기대한다.

   이러한 점을 볼 때 본 치매예방·관리 통합교육 프로그램은 노인요양시설 종사자들에게 적용하여 그 효과를 검증하였다는 것은 상당한 의미가 있다. 또한, 노인요양시설 종사자들의 지식과 자질 향상뿐만 아니라 실천적·제도적 차원의 가치를 도출할 수 있었다.

1. 치매예방·관리 통합교육 프로그램에 대한 평가

종사자는 이 프로그램에 대해 높은 만족감을 나타내었다.

상호간 피드백을 주고받는 과정에서 집단 역동성이 작용하였다. 노인요양시설 종사자들은 교육에 참여하면서 치매환자를 알아 가는데 매우 긍정적인 시간을 보냈다. 업무에 대한 공유 및 종사자들과 치매예방·관리 통합교육 프로그램 실시 후 유익하였다고 했다. 특히 "국민건강보험공단에서 실시하는 치매5등급 프로그램 관리자 교육에서 케어 실전에 필요한 교육이 미흡하였으나 본 프로그램을 통해서 부족한 점을 보완할 수 있어 좋았다."고 하였다. 또한 이와 같은 교육을 정기적이거나 수시로 실시하여 줄 것을 요구하기도 하였다. "12주간의 과정을 거치면서 매주 교육내용을 현장에 직접 적용할 수 있었고 클라이언트의 반응이 좋다는 것을 느낄 수 있었다."고 하였다.

치매예방·관리 통합교육 프로그램 교육에 참여한 노인요양시설 종사자의 교육 만족도를 조사하였다. 5단계로 구분하여 조사한 결과 '매우 만족한다'가 22명(73.3%)으로 상당히 많은 편이었고, '만족한다' 8명(26.7%)으로 나타났다. 이 둘은 합하면 100%의 사람들이 만족한다는 의미이다. 이는 치매예방·관리 통합교육 프로그램이 노인요양시설 종사자들에게 매우 적합하다는 것을 보여주는 것이다.

치매 노인의 급속한 증가는 국가적인 문제뿐만 아니라 부양가족에게도 부담이다. 이러한 현상은 지속적으로 증가하는 추세이다. 이 책은 노인요양시설 전체 종사자들에게 적용될 수 있는 치매예방·관리 통합교육 프로그램을 개발하여 그 효과를 검정하고 논의함으로써 치매 노인의 삶의 질 향상에 기여하고 노인요양시설 종사자들에게도 매우 유용한 프로그램을 제시하였다는 점에서 의의가 있다. 여기에서 소개하는 프로그램은 노인요양시설 종사자들에게 치매에 적절하게 대처할 수 있도록 하고, 치매예방행위를 보다 적극적으로 수행하여 심리적 지지를 받을 수 있도록 한다. 시기적으로 매우 적절하고 유용한 조치라 생각한다.

　노인요양시설 종사자를 대상으로 한 치매예방프로그램을 찾아보기는 쉽지 않았고, 대부분 치매의 위험성에 놓인 노인들을 대상으로 개발한 프로그램이 주를 이루었다. 이러한 연구들도 매우 중요한 과제를 수행한 것은 틀림없는 사실이다. 일부를 제외한 치매는 치료가 불가능한 질병이지만 그 진행의 시기를 최대한 늦출 수 있도록 하는 것이 노인요양시설이 해야 하는 임무이면서 책임감이기도 하다.

2. 치매예방·관리 통합교육 프로그램의 효과

이 프로그램은 이론과 행동 교육을 함께 다루는 프로그램이다.
일반인부터 치매 케어 전문가, 종사자가 활용할 수 있도록 만들어졌다. 이 내용은 치매 상식 습득을 통한 치매 예방 현장에서부터 치매 가족, 그리고 전문가 양성과정의 교재로 사용할 수 있다. 특히 종사자가 입소 노인들에게 요양서비스 현장에서 직접 적용할 수 있도록 구성한 특징이 있다. 이 프로그램의 효과를 검증하는 방법으로 종사자에게 적용했을 경우 어떤 효과를 가지는지를 보았다.

이 프로그램이 노인요양시설 종사자들의 자기효능감과 치매예방행위 향상 그리고 직무스트레스 완화에 교육 효과가 있는 것으로 나타났다. 요양서비스 제공과 종사자 자신의 삶의 질 향상과 자긍심을 높여줄 수 있는 매우 유용한 프로그램이라는 것을 알 수 있었다. 이들의 이러한 변화는 입소 노인에게 양질의 요양서비스를 제공하여 입소 노인의 삶의 질을 높여줄 수 있다는 것을 의미한다. 나아가 종사자들의 심리적 지지나 치매예방행위를 적극적으로 수행하도록 하며 인간적 성장을 도모할 수 있다.

첫째, 노인요양시설 종사자들의 요양서비스 제공에 필요한 지식과 태도, 기술 등을 제공하였다. 치매예방·관리 통합교육 프로그램을 노인요양시설 종사자들에게 교육 후 그 효과를 검증할 때, 양질의 요양서비스를 제공할 수 있도록 하였다.

둘째, 단계별 교육의 중요성을 각인시켰다. 본 프로그램은 이론에서 기술을 익히는 과정까지 단계적으로 실시함으로써 교육의 효과가 효율적이었다. 특히 요양보호사가 전문 인력이 되기 위해 지식향상과 태도 변화를 위한 교육이 필요하다. 치매예방·관리 통합교육 프로그램은 양질의 요양서비스뿐만 아니라 종사자들의 자질 향상 차원에서도 긍정적인 역할을 하였다.

셋째, 노인요양시설 종사자들이 양질의 요양서비스를 제공할 수 있도록하는 심리적 지지 효과가 있었다. 본 교육을 통해 자기효능감과 치매예방행위가 향상되었고 직무스트레스가 완충되었다. 교육에 참여함으로써 자신의 능력에 대한 확신을 갖게 하여 요양서비스 제공에 긍정적으로 작용하였다. 직무현장에서 일어날 수 있는 문제를 스스로 알고 대처함으로써 스트레스가 완충되어 원활한 직무수행을 이룰 수 있었다. 치매예방활동에 대한 정보제공으로 규칙적인 운동 및 신체활동의 중요성에 대한 인식을 사회적으로 부각시키는 데 기여하였다.

1) 자기효능감의 상승

일에서 참여자의 자기효능감은 성패의 중요한 요건이다.

자기효능감은 일에 대한 자신감과 신념이다. 맡은 바 업무에서 부딪히는 어려운 일을 잘 극복할 수 있는 능력, 일을 긍정적으로 인식하고 성공적으로 수행할 수 있는 능력을 말한다. 자기효능감은 발달과 심리적 안녕, 생활 방향과 삶의 질에 많은 영향을 준다. 또, 학습 행동과 사고 유형, 정서, 환경의 선택 등에도 영향을 주고 또 영향을 받는다. 직무에서 환자의 안전을 위협하는 위해가 발생했을 때 적극적으로 대처할 수 있는 요인이기도 하다. 자기효능감이 높은 사람은 자발적, 적극적으로 동기를 일으키고, 그에 따라 만족이나 성취도 크다. 자기효능감이 높으면 직무수행상 어려운 문제가 닥쳤을 때 슬기로운 대처기술을 발휘할 수 있다.

요양시설종사자에게도 자기효능감이 업무 수행에 중요한 변수다.

이는 돌봄 대상자의 치료와 간호, 관리에 대한 의지가 강화되고, 긍정적인 효과를 가져온다. 자신의 능력에 대한 믿음과 조직 내에서의 유효성, 즉 자기효능감이 직무를 성공적으로 수행할 수 있도록 긍정적인 영향을 미치기 때문이다. 자기효능감은 개인의 행동 변화와 심리적 안녕감에 중요한 역할을 한다. 높은 자기효능감을 유지하는 것은 삶의 만족도를 도모하는 것과 같다. 또한, 위기 극복능력에 영향을 미치므로 양질의 서비스를 제공할 수 있게 된다.

치매예방·관리 통합교육 프로그램 교육을 통하여
자기효능감 수준이 향상되는 것을 확인하였다.

무엇보다 노인요양시설 입소 노인들이 신체적·정신적으로 쇠약하고 정서적으로 안정감이 낮은 것을 감안한다면 시설에서 케어를 담당하는 종사자들의 역할이 매우 중요할 수밖에 없다. 따라서 효율적이고 적극적이면서 양질의 요양서비스를 제공하기 위해서는 종사자의 자기효능감을 높일 필요가 있다.

치매예방·관리 통합교육 프로그램 실시 전·후 자기효능감의 차이를 검증한 결과, 자기효능감의 하위변인 자신감과 자기조절 효능감은 사전조사에 비하여 사후조사에서 증가하였다. 요양보호사의 자기효능감이 향상될 수 있음을 알 수 있었다. 그 이유는 요양보호사는 자격증 취득 과정의 교육이 실무를 수행하기에는 부족하기 때문으로 보인다. 상대적으로 이 프로그램이 더 높은 효과를 나타내는 것으로 추측할 수 있다. 요양보호사의 자기효능감이 가장 많은 향상 효과가 나타난 것도 이와 같은 이유로 여겨진다. 이와 같은 결과는 노인요양시설 종사자들이 치매예방·관리 통합교육 프로그램 교육에 참여함으로써 자기효능감이 향상됨을 보여주는 것이다. 구체적으로는 자신감이 많이 향상되었고, 자기 조절효능감도 향상되었음을 알 수 있다.

치매예방 통합프로그램에 참여함으로써 심리적 자원을 높이는 효과가 있다. 자아존중감이 향상되고, 치매로부터 느끼는 위협감을 감소시켰다. 상황에 대처할 수 있는 능력이 향상되어 입소 노인들의 케어나 위급한 상황에 적절하게 대처할 수 있었다. 따라서 이러한 교육프로그램을 각 요양시설에서 보수교육 또는 의무교육을 실시함으로써 양질의 서비스 제공을 위한 질적 향상이 동반될 것으로 기대한다.

2) 직무스트레스 감소

스트레스에 대한 빠른 대처가 필요하다.

삶의 현실이나 가치의 불균형은 스트레스를 유발한다. 스트레스는 거의 모든 업무와 직접 혹은 간접적으로 연관되어 발생한다. 직업 등에 따라 다른 성격을 보이긴 하지만 업무량이 많거나 노력보다 보상이 적당하지 않은 것 등이 주된 원인이다. 직무 중 발생하는 스트레스에 대한 노출은 개인의 신체적·정신적 건강상태에 심각한 영향을 미친다. 직무회피, 성과저하 그리고 이에 따른 불만족을 초래한다. 조직원과 갈등의 심화로 시작해서 근로자의 건강은 물론 가정의 평화를 위협할 수 있다. 조직은 종사자들이 직무로 인한 스트레스가 발생하지 않도록 사전에 그 원인을 분석하여 스트레스 완화에 적극적으로 대응할 필요가 있다.

현재 노인요양시설 입소 노인은 만성 질환자가 대부분이다. 이중 치매 노인이 많은 비중을 차지하고 있다. 심리적·신체적으로 허약한 상태라 많은 케어서비스가 필요하다. 이러한 문제를 가진 입소 노인들을 케어하면서 종사자들은 많은 스트레스를 경험하게 된다. 이것은 서비스 목표달성에 영향을 미친다. 스트레스는 조직 관리에 상당한 어려움과 문제를 동반한다. 이직으로 인한 부가적인 비용 발생, 근무태만으로 인한 효율성 저하, 직무 불만족에 따른 조직몰입도 결여 등 매우 광범위한 문제가 유발될 수 있는 사안이기도 하다. 결국 개인의 자존감을 약화시키고 만성피로와 불안감을 증가시키며 좌절감을 주기도 한다.

직무스트레스가 완화되었다.

노인요양시설 종사자들이 치매예방·관리 통합교육 프로그램 교육에 참여함으로써 직무 스트레스가 완화됨을 보여주었다. 구체적으로는 클라이언트와 관계가 가장 많이 완화되었고, 다음으로 동료와의 관계, 개인 역할 및 일상 업무, 시설 및 상사와 관계가 완화되었음을 알 수 있었다. 노인요양시설 종사자들에게 직무 스트레스 완화는 효율적인 요양서비스와 개인의 신체적·정신적 관리를 위해서도 중요하다. 본 연구에서 노인요양시설 종사자들에게 치매예방·관리 통합교육 프로그램 교육이 직무스트레스 완충에 효과적임을 확인하였다.

3. 치매예방·관리 통합교육프로그램의 활용

결과는 긍정적이었다.

치매예방·관리 통합교육 프로그램의 효과가 입증된 것이다. 종사자의 적극적인 치매예방행위 향상과 양질의 서비스 제공을 위해 활용되기를 기대할 수 있다.

첫째, 노인요양시설에서 요양서비스를 제공하는 전체 종사자들에게 적용할 수 있다. 선행연구는 노인을 대상으로 하여 프로그램을 개발한 경우가 많았으며, 노인요양시설 종사자를 대상으로 하였더라도 요양보호사로 특정하여 개발하였다. 그러나 본 프로그램은 노인요양시설 종사자인 간호사, 사회복지사, 요양보호사 모두에게 적용할 수 있다.

둘째, 치매에 대한 예방과 관리를 포괄적으로 수행할 수 있다. 이론과 행동, 실천 교육까지 포함하는 프로그램으로 구성하였다. 특히 치매예방트레이너 양성과정의 교재를 보완하여 개발한 프로그램으로서 치매 노인을 케어할 수 있는 전반적인 교육 내용을 구성했다. 요양서비스 현장에서 실제로 활용하는 인지활동, 신체활동, 치매유형별 대처능력 등을 포함하는 교육시스템을 보완했다.

셋째, 요양서비스 제공자들에게 심리적 지원과 치매예방행위를 수행할 수 있다. 치매예방이나 관리에 대한 교육이 심리적으로 지원되고, 치매예방행위도 더 활발하게 수행한다.

제 2 부

이 론 편

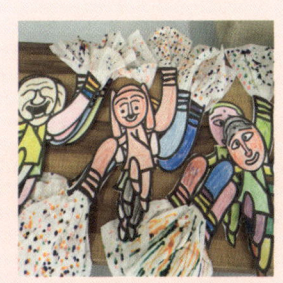
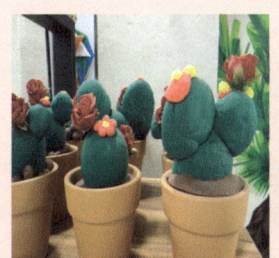
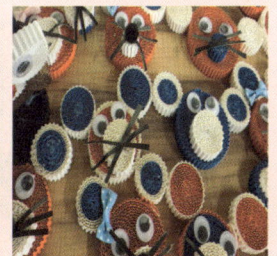

제 1 장   치매 바로 알기

[치매예방·관리 통합교육 1주차 프로그램]

일시		회기	1주차	활동시간	(180분)
주제	노인과 치매의 개념, 치매의 원인 및 종류, 증상			강사	
교육목적	치매에 대한 기본지식 습득			장소	
목표 및 기대효과	노화와 노인에 대한 이해 치매에 대한 기본지식 습득과 함양을 통한 인식 개선				
준비물	영상 및 교재				

교육내용	1교시	[노화와 노인]
		  신체적, 심리적, 사회적 노화
		  노인의 개념과 특성 / 성공적 노화			

	2교시	[치매의 정의와 문제]
		  치매란 무엇인가?
		  치매의 원인과 위험요인
		  치매와 건망증의 비교 / 치매의 사회학			

	3교시	[치매의 원인과 종류, 증상]
		  치매의 단계별 증상
		  치매로 인하여 나타나는 장애 증상
		  치매 환자에 대한 이해			

특이사항	노인에 대한 이해와 치매 예방의 중요성에 대한 부각. 치매의 원인과 현상을 이해, 심각성 강조.				

1. 노화와 노인

> 삶의 과정은 역동적 변화의 연속이다.

이러한 변화를 발달이라고 한다. 발달은 상승적 발달과 퇴행적 발달로 나눈다. 상승적 발달은 양적 증대, 구조적 분화, 정밀화가 그 특징이다. 통합하고 기능적으로 유능해지는 성장이나 성숙을 의미한다. 퇴행적 발달은 양적으로 감소하고, 구조적으로 단순화되며, 기능적으로는 무능화되는 경향을 보인다. 이러한 퇴행적 발달을 노화aging라 한다.

노화는 시간의 흐름에 따라 나타나는 자연현상이다. 이것은 우주의 섭리이며, 생물학적 균형이다. 노화 과정에서 생기는 쇠퇴의 진행은 막을 수 없다. 노화는 아프고 불편하긴 하지만, 질병은 아니다. 시간이 더 갈수록 더 심해지는 것이 노화의 특징이다. 노화의 끝에는 질병이나 죽음이 있다. 이 때문에, 혹은 자기 마음대로 할 수 없는 일이 많아지기 때문에 사람들은 노화를 싫어한다.

노인은 이러한 신체적·심리적 기제의 기능 쇠퇴를 직접 느낀다. 이와 더불어 조심성이 증가하여 종래의 안전한 방법을 고집하고 옛것을 과감히 버리지 못한다. 새로운 지식을 흡수하거나 새로운 일에 도전하는 경향이 감소한다.

새로운 것에 감정을 개입하는 경향이 적어지고, 상대적으로 과거에 친숙하고, 익숙한 것에 대한 애착심을 갖는다. 그 때문에 노인은 냉정하고 사려 깊게 보이는 동시에 한편으로 무감동한 것으로 비치기도 한다. 나이가 들면 오랫동안 사용해 온 물건이나 친숙한 사람에 대한 애착심이 증가한다. 살아왔던 집이나 추억이 깃든 가재도구, 사진 등 친숙한 물건에 대해서 많은 감정적 가치를 두며, 이러한 물건을 통해서 삶의 줄거리를 파악한다. 과거의 물건에 집착하는 것은 자신과 자신의 주변만은 변화하지 않은 것으로 보려는 현상이며 일정한 방향성과 항상성을 유지하려는 노력이다.

노인이 되면 남녀 성차가 줄어든다. 나이가 들수록 남자는 친밀성, 의존성, 관계지향성 등이 증가한다. 젊을 때 자기 고집과 주관대로 살던 사람도 집에 머물고, 질문이 많아진다. 반면에 여자에게는 공격성, 자기중심성, 권위주의 등의 성향이 나타나 자기주장이 강해지고 바깥 활동이 많아진다.

성공적인 노화

성공적 노화에 대한 개념은 1986년 미국의 노년사회학회에서 처음 제시되었다. 1980년대 중반까지는 노화의 부정적 측면만을 봐왔다. 생물학적 노쇠, 심리적 무기력, 질병과 장애, 사회적 의존성 등을 노화로 본 것이다. 그 후 사회활동에 참여하는 노령인구가 증가하면서 노화의 성공적 측면, 즉 성공적 노화에 대한 논의가 등장한다. 경제적으로 여유 있고, 건강하며, 지식을 갖춘 노인, 노화로 인해 나타나는 부정적 변화를 수용하고 적극적으로 대처하여, 더 긍정적으로 노년의 삶을 누리는 사람이다.

성공적 노화란 나이를 먹어도 사회적으로 보람 있는 일을 하면서 삶을 즐기며, 의욕적으로 활동하는 노인을 말한다. 생물학적, 심리적, 환경적으로 기능 수준이 높고 삶의 만족과 환경에 대한 적응 수준이 높은 상태에 있다. 건강을 유지하면서 과거와 현재를 수용하고, 삶의 의미와 목적을 잃지 않고, 정신적으로 성숙해지고 사회적 관계를 유지하면서 늙어가는 모습을 보인다.

늙어가는 과정에서 본인의 희망과 노력에 맞는 삶을 사는 것이 성공적 노화다. 이를 위해서 가족, 친구 등과의 관계 유지를 바탕으로 여가활동, 경제활동, 봉사활동 등을 적극적으로 계속하여 사회와 분리, 고립되는 일이 없도록 해야 한다. 평생 현역이라는 마음과 행동이 있어야 하는데, 이를 위해서는 평생교육을 적극적으로 수용하는 자세가 필요하다.

성공적 노화에 대한 전통적인 개념	현재까지 정립된 성공적 노화 개념
① 질병, 장애, 고혈압, 비만과 같은 위험요인이 없는 상태 ② 신체적/정신적 기능이 잘 유지되는 상태 ③ 활동적인 사회활동 참여	① 존엄과 품위를 지키며 신체적, 정신적, 사회적인 건강을 누리며 나이가 들어가는 과정 ② 우울증, 치매 및 인지장애, 내과적 질환, 관절염, 신체활동, 주관적인 건강상태 ③ 일상생활, 사회적 접촉 등과 관련
병이 없는 상태에서 높은 신체적 기능을 유지하고 젊어 보이는 것	단순히 질병이 없는 상태를 의미하는 것만은 아니며, 신체활동이나 사회생활을 유지하는가가 중요함.

1) 노화

세상의 모든 것은 어제보다 늙은 오늘의 존재다.

삼라만상은 시간에 따라 늙어간다. 시간이 흘러감에 따라 사람의 생체 조직과 세포 등이 쇠퇴하거나 무기력해지는데, 이같이 늙어가는 현상을 노화 현상이라고 한다. 인간 또한 노화 과정을 경험하고 노인이 된다. 이것은 피할 수 없는 자연적 현상이며 인생의 한 과정이다.

노화에 따라 남은 시간에 대한 전망이 변하고 회상에 집중한다.

현재와 미래에 대해 생각하는 것보다 과거를 회상하는 비율이 상대적으로 증가한다. 과거를 돌아보며 의미 있는 한평생을 살았다는 느낌이 들기도 하고 후회에 젖기도 한다. 과거에 대한 긍정적 회상은 현재의 자존감을 높여준다. 긍정적 회상이란 과거에 일어났던 사건의 의미를 재구성하고 재해석할 때 긍정적 결론을 내리고자 하는 심리적 습관을 말한다. 긍정적 생애 회고로 지금까지 살면서 누적된 부정적 감정의 응어리를 풀고, 지나온 삶을 수용하고, 그 의미를 인정하는 것은 노인의 삶에 매우 중요한 활력이 된다.

사람에 따라서 노년기에도 건강한 모습으로 활동적으로 일하는 사람이 있는 반면 대부분 노년기 후반으로 갈수록 신체적 쇠퇴와 지적 능력의 쇠퇴 등을 경험하게 된다. 경험과 관련된 기능은 유지되거나 더욱 발달하기도 하며, 그 개인차는 크다.

가. 신체적 노화

나이를 먹어 가면 모든 부분의 기능이 점진적으로 퇴화한다.

생물학적 퇴화가 재생산 과정을 능가하여 유기체 내에 퇴행적 변화가 일어나는 것을 신체적 노화 또는 생물학적 노화라 한다. 생물학적 노화를 겪으면 신체 구조와 기능이 쇠퇴하여 활력이 떨어진다. 그에 따라 신체가 질병에 대한 저항력을 상실한다. 몸을 이루고 있는 유기체의 기관, 조직, 세포, 생체 통제 기제 등의 쇠퇴와 기능 저하를 동반한다. 노년기는 노화로 인해 다양한 신체적 변화를 보이게 된다. 시각 및 촉각, 미각, 후각과 같은 감각기관의 지각이 둔화되는 것뿐만 아니라, 근력이나 운동능력, 신체능력이 저하된다. 신체적인 노화 현상은 생물학적인 현상이다. 신체적인 면역체계의 약화와 같이 진행속도에도 개인차가 있을 수 있으나 누구나 공통으로 일어나는 현상이다.

이러한 신체적인 노화 현상은 점진적으로 나타나며 신체적인 기능약화를 가져와 결국에 죽음에 이르게 된다. 노화는 신체의 특정 부위의 약화와 퇴화를 가져오고, 전반적인 신체활동에서 많은 제약을 받는다. 이는 단순히 육체적 고통을 증가시키는 것 외에도 심리적, 성격적, 사회적, 기능적 변화에도 영향을 준다.

생물학적 노화의 양상은 신체 구조의 변화, 신체기능의 변화, 감각 생리학적 변화로 구분할 수 있다. 노화에 따라 체중감소, 머리카락 감소, 주름살 증가, 골밀도 감소, 근력 저하, 뇌의 기능 및 내분비계통 기능 저하가 나타나는 것을 신체 구조의 변화라고 한다. 신체기능의 변화로는 동맥경화, 석회화, 폐 조직의 탄력 저하, 타액과 위액 감소, 대장과 소장의 운동성 저하, 신장 경화 등을 들 수 있다. 뇌 기능의 감소는 치매의 직접적인 원인이 된다.

감각 생리적으로 오감의 반응속도 저하, 수면시간 감소, 성 기능 또는 생식 기능 저하 현상 등이 나타난다. 생활에 있어서 예비력, 감각 능력, 방어반응, 회복력, 적응력, 유지력의 저하를 가져온다. 잘 듣지 못하고, 질병에 약해지며, 회복이 더디다. 체력이 약해지면 쉽게 피로를 느낀다. 생물학적 노화는 생물학적 변화만을 초래하는데 국한되지 않고 심리적 노화와 사회적 노화의 직접적 원인이 되기도 한다.

나. 심리적 노화

심리적 노화란 심리적 면에서 퇴행적 변화를 말한다.

심리적 노화는 때로 병적인 질환과 구분하지 못 하는 경우가 있다. 기억력이 나빠지면서 단어의 회상이나 재연에 있어서 감퇴가 일어난다. 과거의 기억상실보다 최근의 기억상실이 많은 것이 특징이다.

연령이 증가할수록 수數에 대한 감각과 정확성 감퇴, 기억능력의 감퇴 등의 모습을 보인다. 사고능력과 문제해결능력은 교육 수준, 지능 및 직업 등에 영향을 받는다. 이해의 정도나 현실에 반응하는 속도가 점점 느려지게 되며 결국 지능, 기억력, 학습능력, 사고능력, 문제해결능력, 창의력 등이 점차 감퇴한다. 감각적으로도 시각의 변화, 청각의 변화, 미각·후각·촉각·통각의 퇴행적 변화가 진행된다.

심리적 변화는 사회적 역할의 변화를 동반한다. 스스로 자기 자신을 부정하고 과거에 대한 죄책감이나 후회의 감정을 떠올리며 자존심을 하락시킨다. 변화하는 사회에 심리적으로 고립과 소외를 경험하게 된다. 변화에 적응하지 못하면서 욕구불만이 유발되며 수시로 화를 내거나 폭력적인 언행을 하는 성향을 나타내기도 한다.

노년기는 성취의 사다리를 계속 올라가려는 의욕이 감소하는 시기이다. 대신 자기 자신의 사고나 감정에 의해서 사물을 판단하게 되는 경향이 많아진다. 자연스럽게 사회적 활동이 감소하고 에너지가 내면으로 쏠리면서 내향성이 증가하게 된다. 내향성 증가는 누군가에게 도움을 받아 문제를 해결하려는 수동적 태도로 이어진다. 적극적인 노력과 시도를 자제하고 막연히 기다리거나 우연에 맡기려는 모습을 보인다. 때에 따라서 신비한 힘에 기대거나 달관한 듯 비현실적 태도도 나타난다.

연령 증가에 따른 우울증은 일반적 현상이다. 노년기의 우울증은 노령에 따른 건강 악화, 신체적 질병이 주는 스트레스가 주요 원인이다. 배우자의 죽음을 겪거나 경제 사정이 악화하면 지나온 세월을 돌아보고 회한에 빠진다. 노화로 인한 고독, 소외감, 상실감 등도 우울증의 주요 원인이다. 우울증은 불면증과 식욕 감퇴 등으로 이어진다. 체중감소와 무신경과 무감각이 나타난다. 심할 경우 강박관념이나 증오심을 보이기도 한다.

다. 사회적 노화

사회적 지위와 역할은 일생을 통하여 변화한다.

성인기까지는 역할을 획득하는 경우가 많지만, 노년기에는 중요한 사회적 지위와 역할을 상실하는 경우가 더 많다. 현대사회는 문화, 가치관, 기술 등이 빠르게 변화하고 있다. 변화하는 사회규범이나 역할의 변화에 노인들은 적응하는데 어려움을 느낀다. 사회화에는 사회적인 역할 규범이 있어야 쉽게 적응할 수 있다. 빠르게 변화하는 사회에서는 정형화된 사회적 규범이 정립되지 않아 노인은 사회화에 어려움이 많다. 불안을 느끼고, 적응하지 못하거나 규범을 무시하는 상태가 되기도 한다.

연령변화에 따른 다양한 사회적인 역할 수행을 얼마나 잘 적응하고 대응하는가 하는 것이 사회적 노화의 핵심이다. 노인이 된다는 것은 개인적으로 인생의 마지막 단계에 접어드는 것이다. 사회적으로 가족과 사회의 전면으로부터 물러나 삶의 제반 영역에서 역할이 제한되거나 소멸되는 과정이다. 한 개인을 특징짓는 요소는 그 개인이 사회 내에서 차지하고 있는 지위와 그에 따른 역할 및 역할 활동이다. 노인의 역할 상실로 인한 활동의 감소는 사회적 부적응의 문제와 직결된다.

퇴직과 은퇴, 친구의 상실, 배우자의 상실 등으로 사회적 관계망은 축소된다. 그동안 오랫동안 머물러왔던 사회에서 멀어지고, 사회적 지위가 저하되거나 인간관계의 그룹이 변화한다. 노화와 함께 경험하는 사회적 지위와 역할의 변화는 고독이나 박탈로 이어지기도 한다. 이로 인해 자기 자신의 가치를 평가절하하고 자아존중감이나 삶의 만족도가 낮아진다. 직장과 같은 이차적 집단과의 유대관계는 줄어들고 가족, 친구, 이웃 등과 같은 일차적 집단과의 관계에 치중한다. 가족과의 관계가 핵심이 된다. 부부 관계의 의존도가 커진다. 가족 내에서 조부모로서의 역할 또한 중요하게 된다.

가족은 사회적 의존이 가장 높은 관계다. 시대의 변화와 더불어 이마저 급속히 무너지고 있다. 자녀의 부모 부양 인식이 희박해지고 황혼 이혼이 증가하는 등 노화로 인한 일차 집단의 붕괴가 두드러진다. 사회적 관계망의 축소는 우울, 불면증, 체중감소, 불안, 분노, 죄의식을 초래하기 쉽다. 이러한 것은 자신을 포기하는 행위로 발전할 가능성이 크다.

Q. 외로운 정서가 치매에 영향을 줄까?

A. 혼자서 외롭게 지내는 분들이 치매 발병률이 높다. 이런 분들에게 왜 치매가 많을까? 활동이 적고 건강관리가 덜 돼서 그런 부분도 있다. 정서적인 지지를 받지 못하면, 특히 인지기능을 유지하는 해마 같은 뇌 부위가 다른 사람보다 빨리 작아진다. 그러다 보니까 치매를 일으키는 원인이 있을 때 빨리 증상이 나타날 수밖에 없다.

더 심각한 것은 혼자 사는 어르신들은 진단도 진단이지만 진단을 받고 나서도 치료를 받기가 더 힘들다는 점이다. 혼자서 병원까지 가기 어려운 분들도 많다. 또 심지어는 약을 처방해서 드려도 그걸 때맞춰 정확하게 혼자서는 챙겨드시기 어려운 경우도 많다. 혼자 사는 치매 어르신들을 어떻게 안정적으로 돌봐줄 것인지는 우리 사회가 감당해야 할 매우 심각한 과제이다.

2) 노인

노인의 개념은 단순하지 않다.

국어사전의 정의에 따르면 노인은 나이가 들어 늙은 사람이라고 풀었다. 사전적 정의는 나이가 많은 사람, 늙은이로 되어있다. 일반적으로 노인은 생리적·생물학적 면에서 쇠퇴기에 있는 사람, 심리적인 면에서 정신 기능과 성격이 변화하는 사람, 사회적인 면에서 지위와 역할이 상실되어 가는 사람이다. 노인은 노화 과정이나 그 결과로 생리, 심리, 사회적 기능이 약화되어 자립적 생활 능력이 약해졌을 뿐만 아니라라, 환경에 대한 적응 능력이 떨어지고 있는 사람으로 요약할 수 있다. 나이가 듦에 따라 신체적·심리적·사회적 기능이 감퇴해 정상적 사회생활을 수행하는 데 어려움을 경험하는 사람이 노인이다.

노인이란 용어를 정의하는 방법에는 기능연령법機能年齡法과 역연령법曆年齡法이 있다. 기능연령법은 늙어가는 현상, 즉 심신의 기능이 일정 노화 단계에 도달한 사람을 노인으로 보는 것이다. 노인의 구체적 개념은 개인의 신체적, 정신적, 사회적 역할에 따라 다르다. 노인으로 규정하는 연령이나 주어지는 사회적 역할과 지위, 의미나 가치 등 처해 있는 역사적·사회적·문화적 영향도 받기 때문이다. 개인이 특수한 업무나 일을 수행할 수 없을 정도로 기능이 저하된 경우의 기능적 연령에 의한 노인이라 한다. 이 경우 어느 정도의 노화 현상에 이르렀을 때 노인으로 규정할지 기준의 문제가 있다. 역연령법은 시간의 흐름에 따라 측정되는 달력상의 나이로 노인을 규정하는 것이다.

역연령에 의한 노인의 정의도 다양하다. 노동부의 고령자 고용촉진법에서는 55세이고, 국민연금법이나 노인복지관에서는 60세~65세를, 노인복지법이나 국민기초생활보장법에서는 65세를 노인이라 한다. 대한노인회에서는 70세를 노인의 기준으로 제안한 바 있다. 노화는 개인차가 크기 때문에 나이에 따라 노인을 규정하는 것 또한 문제가 있다. 노인에 대한 조작적 정의로는 스스로 자기가 노인이라고 생각할 때 노인이 된다는 '개인 자각에 의한 노인', 정해진 연령 이후에 '사회적 역할을 상실할 경우'의 노인 등이 있다.

> 노인을 지칭하는 용어는 노인, 노년, 고령자, 늙은 사람older person, 나이든 사람ageing, 연장자elderly 등 다양하다. 프랑스에서는 제3세대라 하고, 중국에서는 60대를 장년長年 70대를 존년尊年이라 부르며, 일본에서는 실버라고 부른다. 드물게는 선배 시민senior citizen, 황금 연령golden age 으로 부르기도 한다.

2. 치매의 정의와 문제

1) 치매의 정의

치매는 라틴어로 dementia라 쓴다.

어원은 '제거하다'라는 말 '디de'와 정신이라는 뜻의 '멘스mens', 병이란 뜻의 '티아(tia)'가 결합된 용어다. 말 그대로 '정신이 제거된 질병'이라는 의미다. 한자로는 '어리석을 치(癡 또는 痴)'와 '어리석을 매(呆)'가 합쳐진 단어다. '어리석다' 또는 '바보 같다'라는 의미를 지닌다.

치매란 정상적인 지적 능력을 유지하던 사람이 여러 가지 후천적인 원인으로 인해 뇌기능이 손상되면서 기억력, 언어능력, 판단력, 사고력 등의 전반적인 지적 기능이 지속적으로 저하되어 결국에는 일상생활에 필요한 인지 과정의 상당한 부분이 지장을 받는 상태를 말한다.

국가건강정보포털 의학정보에서는 '치매는 그 자체가 하나의 질환을 의미하는 것은 아니다.'고 한다. 여러 가지 원인에 의해 뇌손상으로 기억력을 비롯한 여러 인지기능의 장애가 생겨서 이전 수준의 일상생활을 유지할 수 없는 상태를 의미하는 포괄적 용어이다.

현대 정신의학에서 치매란 '의식의 장애 없이도 인지기능의 여러 영역에 걸쳐서 다발성 장애를 나타내는 증후군'을 말한다. 세계보건기구(WHO)의 국제질병분류 10판(ICD-10)에서 '치매는 뇌의 만성 또는 진행성 질환에서 생긴 증후군으로 기억력, 사고력, 지남력, 계산·이해·학습능력, 언어 및 판단력을 포함한 고도의 대뇌피질의 기능의 다발성 장애'라고 규정하고 있다. 또한, '의식의 혼탁이 없으며 개인의 일상활동이 손상될 정도로 장애가 심하며, 최소한 6개월 이상 그 장애가 지속되어야 한다. 전 세계적으로 사용하고 있는 미국정신의학회에서 만든 진단 및 통계편람 5판(DSM-V)에 의하면 '복합 주의력, 실행기능, 학습 및 기억, 언어능력, 지각·운동 기능, 사회적 인지 중 한 가지 이상의 영역이 심각하게 손상된 경우를 치매에 해당하는 주요 신경인지 장애의 기준'으로 제시하고 있다.

치매는 정상적으로 일상생활을 유지해오던 사람이 뇌기능 장애로 인하여 후천적으로 지적 능력이 상실되어 나타나는 제반 현상을 말한다. 정상적으로 발달한 뇌기능이 대뇌반구 특히, 대뇌피질과 해마를 침범하는 광범위하게 분산된 질환에 의하여 지능 및 행동, 성격이 점진적으로 황폐화하여 그 사람이 누리던 이전 수준의 일상생활을 유지하는데 지장을 초래하는 경우를 일컫는다.

그러므로 치매는 어떤 단일 질환에 의한 진단명이라기보다 뇌를 직접 침범하는 퇴행성질환이나, 감염 및 염증 이외에도 내분비 질환, 대사성 질환을 포함한 다양한 내과적 질환과 외상(trauma), 신생물(neoplasma), 혈관성 질환 등 여러 가지 다양한 증상들이 나타나 일정한 기준을 충족할 때 붙여지는 일련의 증상복합체, 즉 증후군(syndrom)을 지칭한다.

과거에는 나이가 들면 누구나 기억 감퇴와 더불어 치매 증상이 나타나는 것으로 알고 있었다. 의학이 발달하면서 치매는 정상적인 뇌의 노화 과정이 아니라 뇌 손상에 의해 생기는 병이라는 사실이 밝혀졌다. 치매란 뇌의 질환으로 인해 생기는 하나의 증상으로서 기억력의 감퇴뿐만 아니라 사고능력, 이해력, 계산능력, 학습능력, 판단력 등의 복합적 장애라고 할 수 있다

Q. **치매 환자는 아무것도 모르는가?**
A. 아무리 진행된 치매 환자라도 모든 기억과 감정을 잃어버린 환자는 드물다. 초기 치매 환자는 기본적인 일상생활에는 무리가 없고 말기 치매 환자라도 기본적인 감정은 유지된다.

Q. **치매 환자는 위험한가?**
A. 거의 모든 치매환자들이 한두 가지 이상 행동을 보이고 일부 치매환자는 쉽게 흥분하고 공격적인 언사를 하기도 한다. 하지만 모든 치매환자가 위험한 것은 아니다.

2) 치매와 건망증

잊는다는 것은 자연스러운 현상이다.
때로는 잊음으로 삶에 기운을 차리기도 한다. 잊지 않는 사람은 없다. 다만, 너무 많이 너무 빨리 잊는 것이 문제다. 잊어버리는 것이 일상에 지장을 줄 때 이것을 건망증이라 한다. 기억을 못 하는 건망증은

치매의 한 증상이기도 하다. 다만 치매로 인한 기억력 저하는 건망증과 구별되어야 한다. 또, 건망증이 모두 치매의 초기 증상은 아니다.

치매 환자에게 보이는 건망증과 나이 들어오는 건망증은 차이가 있다. 먼저 노화에 의한 건망증은 주로 명칭이나 이름을 중심으로 기억을 못 하는 특징이 있다. 하지만 주변에서 힌트를 주면 대부분 다 기억한다. 반면에 치매에 의한 건망증은 실제 있었던 사건을 기억하지 못하는 경우가 많다. 물론 명칭도 기억하지 못하는 경우도 있지만, 이와 함께 '있었던 사건'을 기억하지 못하는 것이 특징이다. 힌트가 있어도 기억을 해내지 못하는 경우가 많다.

노화에 의한 건망증은 주로 기억력에 국한돼 나타난다. 치매로 인한 기억장애는 점차 언어, 판단력, 시·지각 인지기능 등으로 손상 범위가 넓어지고 심해진다는 것도 다르다. 또, 치매 환자는 최근의 일을 기억하지 못하는 경우가 많다. 부모님이 정말 괜찮은지 확인하기 위해 아주 옛날 일을 여쭤본다. 그런데 반응이 옛날 일을 너무 생생하게 기억한다. 그러면 자녀들은 안도하면서 '아, 괜찮으시구나!, 이렇게 옛날 일도 잘 기억하니까 치매는 확실히 아니겠다.'고 잘못 판단하게 된다.

Q. **노인이 되면 누구나 치매에 걸리는가?**
A. 모든 노인이 치매에 걸리지는 않는다.

Q. **치매는 노인에게만 생기는가?**
A. 연령 증가에 따라 발생이 증가하지만 치매는 노인에게만 생기는 것이 아니다.

3) 치매의 문제

[치매 살인①] 치매 걸린 아버지 때려 숨지게 한 40대 남성 구속

아버지는 4년 동안 치매를 앓아왔다. 그를 폭행해 숨지게 한 40대 남성이 구속된 상태로 검찰에 넘겨졌다. s경찰서는 40대 직장인 A씨를 00일 존속상해치사 혐의로 검찰에 송치했다. A씨는 지난달 21일 오후11시30분께 자택에서 고령의 아버지를 부축해 화장실로 가던 중 아버지가 자신의 말을 듣지 않자 복부를 가격해 숨지게 한 혐의를 받는다. ~~ A씨는 범행 일부를 시인하며 "아버지가 죽을 줄은 몰랐다"고 진술한 것으로 알려졌다. 경찰은 주변인 진술을 참고해 A씨가 아버지를 죽일 의도로 폭행하지는 않았다고 판단해 존속살해가 아니라 존속상해치사 혐의로 검찰에 송치했다.

서울경제,〈치매 걸린 아버지 때려 숨지게 한 40대 남성 구속 송치, 2020.05.06.〉 https://www.sedaily.com

[치매 살인②] "제가 사람을 아주 잔인하게 죽였습니다."

지난해 1월 24일 오후 A씨(77·여)는 112에 직접 전화를 걸어 이렇게 신고했다. 56년간 부부의 연을 맺고 함께 살아온 남편을 흉기로 찔러 살해한 직후였다. A씨는 치매 환자였다. 환각과 망상에 시달렸고, 충동이 조절되지 않았다. A씨는 6, 7년 전부터 뇌경색으로 거동이 불편한 남편을 간호했다. 간병인의 도움 없이 홀로 남편을 돌봤다. 식사 등 자신보다 덩치가 큰 남편의 수발을 들었다. ~~
2016년 1월부터 치매 초기 증세를 보였던 A씨는 갈수록 증세가 악화됐다. 지난해 1월 21일 경찰에 아들이 죽었다는 허위 신고를 했고, 이틀 뒤엔 별다른 이유 없이 주차된 차량을 발로 차고, 길가의 화분을 던져 경찰 조사를 받

> 았다. 같은 달 A씨는 남편이 지팡이로 목을 찌르자 화가 나 다용도실에 있던 흉기를 꺼내 들고, 남편에게 갔다. 재판부는 "수년 전부터 치매 증상이 발현됐음에도 적절한 치료나 보호를 받지 못한 채 증상이 악화됐다. 향후 정신적인 질환에 대한 집중적인 치료가 필요하다"고 밝혔다.
>
> 동아일보, 〈치매 환자 75만 명, '치매살인'도 늘어〉, 2019.06.22.
> https://www.donga.com

4) 우리나라 치매 현황

대표적인 노인성 질환인 치매질환이 증가세를 보이고 있다.

중앙치매센터가 발간한 '대한민국 치매현황 2017' 보고서에 따르면 우리나라 65세 이상 노인의 추정 치매환자는 66만1707명으로 치매 유병률은 9.8%다. 이는 우리나라 65세 이상 인구 중 10명 중 1명이 치매를 앓고 있다는 뜻이다. 연령별로 65~69세 7.1%, 70~74세 6.9%, 75~79세 21.3%, 80~84세 26%, 85세 이상이 38.8%를 차지했다. 중앙치매센터에서 발간한 2017년 연차보고서에 따르면 국내 치매환자는 12분마다 1명씩 발생하고 있다. 성별로 보면, 남자가 29.1%, 여자는 70.9%였다. 질환 중 중도별로 보면, 최경도 17%, 경도 40.6%, 중증도 26.6%, 중증 15.8%였다. 환자를 돌보는 데는 하루에 6~9시간이 소요되며, 비용은 1년에 2,074만원이 소요된다.

고령화가 진행되면서 치매환자 증가 추세는 더욱 빨라질 것으로 예상된다. 보건복지부에 따르면 치매 환자는 2024년에 100만 명, 2041년에는 200만 명을 넘어 2050년에는 270만 명에 달할 것으로 보인다. 치매 문제는 개인의 문제를 넘어 가정 및 사회문제로 대두되는 실정이다.

치매상담콜센터 운영 현황을 보면 2017년 기준으로 9만1,394건이 접수됐으며, 이는 전년보다 15.8% 늘어난 수치였다. 상담 유형별로 살펴보면 정보상담 7만7,712건(85.0%), 돌봄 상담 1만3,682건(15.0%)이 대부분이었다. 내용별로 보면 지원서비스(4만9,248건, 53.9%), 조기 발견(2만582건, 22.5%), 부담(8,250건, 9.0%) 순이었다. 2018년 경찰청에 접수된 실종 치매환자 신고 접수는 총 1만308건이며, 실종된 치매환자를 찾기 위한 배회 기능 어르신 인식표는 총 1만8,797건이 보급됐다.

중앙치매센터는 단체 단위로 치매 파트너에 가입하고 치매 교육에 참여하는 기업, 기관, 학교, 대학을 치매극복 선도단체로 지정하고 있다. 현재까지 458개의 치매극복 선도단체가 지정됐다. 지역 주민의 치매정보 접근성과 편의성 향상을 위해 공공도서관 및 작은도서관을 대상으로 한 치매극복 선도 도서관으로 지정된 곳은 총 81개였다.

치매환자의 급증에 따른 사회비용도 상당했다.

치매환자 수가 빠르게 증가함에 따라 치매환자를 조호하는 조호자들 수는 배우자, 자녀, 손주를 포함해서 약 350만명에 이르는 것으로 추정됐다. 치매환자의 조호자는 환자를 보살피기 위해 매일 6~9시간과 연간 약 2,074만원의 경비를 사용하고 있다. 2017년 기준으로 질병부담은 약 15조원에 이를 것으로 추산됐다. 치료비용을 비롯한 조호 비용을 종합적으로 분석한 결과 비용은 10년마다 2배씩 증가하게 될 것으로 추정됐다. 2050년에는 질병 부담이 약 78조원에 가까울 것으로 전망되고 있다.

5) 여성과 치매

환자 비율은 남성보다 여성이 높다.

2017년 현재 우리나라의 치매질환자 중 여성 환자는 69.7%(49만6천72명)를 차지했다. 치매 전 단계인 '경도인지장애' 환자를 비교했을 때도 여성의 비율이 높다. 국민건강보험공단이 발표한 결과를 보면, 2017년간 경도인지장애로 진료를 받은 18만6천명 중 여성 환자는 12만7천명에 달했다. 남성과 비교해 2.2배 많았다.

치매 위험인자는 나이, 성별, 유전인자 순으로 본다. 특히 알츠하이머병의 유병률은 여성이 남성보다 월등히 높다. 그 이유는 호르몬과 남녀의 수명 차이 때문이다. 여성이 폐경기 전후에 호르몬 변화로 치매에 취약할 수 있다. 신경을 보호하는 효과가 있다고 알려진 여성호르몬 에스트로겐 수치가 낮아지면서 수면장애와 정서장애가 발생하고 주의 집중력, 단기기억력 등 기억에 문제가 일어난다.

최근 발표된 연구결과들도 이를 뒷받침한다. 가톨릭대학교 서울성모병원 정신건강의학과 이창욱·주수현 교수팀은 경도인지장애로 진단받은 노인 388명을 대상으로 평균 36개월을 추적 관찰했다. 경도인지장애 환자가 저체중인 경우 정상 체중보다 알츠하이머 치매로 진행할 위험이 2.38배 높았다. 이런 경향은 남성보다 여성에게 더 뚜렷했다.

노년기 영양 결핍은 신경세포 손상을 유발해 치매 발병을 촉진할 수 있다. 특히 여성의 경우 지방세포가 여성호르몬인 에스트로겐 생성에 관여하기 때문에 저체중이 치매 발병에 더 큰 영향을 미치는 것으로 본다.

출산과 치매가 연관이 있다는 분석도 있다. 5명 이상 출산한 여성은 출산 경험이 1~4회인 여성에 비해 치매 위험이 70% 높아졌다는 연구도 있다. 에스트로겐의 급격한 농도 변화가 발병에 영향을 미쳤을 것으로 추정했다. 여성이 기대수명이 길기 때문에 남성보다 더 많이 걸릴 수 있다. 통계청의 '2018 통계로 보는 여성의 삶'에 따르면 여성의 기대수명은 85.4년으로 남성보다 약 6년이 더 길다.

3. 치매의 원인과 종류, 증상

치매를 일으키는 원인은 매우 다양하다.

한 가지 질환에 의하여 치매가 발병될 수도 있지만 여러 가지 질환들이 동시에 요인으로 작용할 수도 있다. 치매는 내과 및 신경과, 정신과 질환 등 다양한 원인에 의해 일어난다. 지금까지 밝혀진 원인 질환만 하여도 90여 가지에 달한다.

치매는 어떤 다른 의학적 원인에 의하여 2차적으로 치매가 발생한 것으로 본다. 그 1차적 원인은 주로 우울증이나 약물, 알코올 및 화학물질의 중독에 의한 것을 들 수가 있다. 대사성 원인으로 전해질 장애, 갑상선 질환, 호르몬 분비 장애, 비타민 결핍증, 일시적인 뇌기능 이상 등도 1차적 원인이다. 그 밖에도 뇌기능 장애를 발생시키는 감염성 뇌질환, 두부외상 등과 정상압 수두증, 다발성 경색증, 매독 등이 있다.

> **원인에 의한 치매의 분류**
>
> 첫째 알츠하이머 치매
> 둘째 혈관성 치매
> 셋째 기타 질병에 의한 치매
> 넷째 분명하지 않은 치매
> - 세계보건기구(WHO)의 국제질병분류 제10판(ICD-10)

1) 알츠하이머 치매

알츠하이머병의 중요한 위험인자는 성별과 가족력이다.

여성이 남성보다 2배 더 많다고 알려져 있고, 가족력이 있는 경우에 그렇지 않은 경우보다 4배 정도 높은 발병 위험성을 보인다. 그러나 가족성이 곧 유전성을 의미하는 것은 아니다. 쌍생아의 연구에서 일란성과 이란성에서 일치율이 모두 40~42% 정도로 낮았을 뿐 아니라 두 군에서 차이가 없었기 때문이다. 발병연령별로 많게는 10년 이상 차이가 나서 연령보다 생활환경적인 요소의 영향이 또 다른 알츠하이머 치매의 주요 원인으로 생각할 수 있다. 그 외에도 교육수준이 낮을수록, 두부손상(Head trauma)이 있는 경우, 특히 반복적인 두부 손상이 치매의 발병연령을 5~7년 정도 앞당긴다는 보고도 있다.

1907년에 독일인 의사인 Alois Alzheimer는 61세 여자환자의 병력 및 병리 소견을 발표하였다. 이것이 알츠하이머병에 대한 최초의 기록이다. 이 환자는 기억력과 지남력이 손상되어 있었으며 피해망상과 언어

장애를 보였다. 증상은 점점 나빠져서 입원한 지 4년 만에 사망하였다. 부검결과 뇌는 외견상 심하게 위축되어 있었으며, 피질 세포 수가 현저히 줄어들어 있었고, 세포 안에 신경섬유 농축체가 있고 신경 세포 밖에서는 신경반을 확인하였다. 이러한 변화는 대뇌 전반에 걸쳐 발견되었다. 이러한 임상 양상과 병리 소견은 지금도 알츠하이머 치매의 주요 소견으로 인정하고 있다.

알츠하이머에 의한 치매 환자도 계속적으로 늘고 있다.

　건강보험심사평가원의 통계에 따르면 2018년 알츠하이머병의 결과물인 '알츠하이머병에서의 치매'(질병코드 F00)로 진료를 받은 60대 이상 환자 수는 45만여 명에 이르렀다. 알츠하이머병의 발병 원인 중 가장 중요하게 거론되는 것은 뇌 안에 비정상 단백질이 과도하게 쌓임으로써 뇌세포에 영향을 준다는 이론이다. 베타아밀로이드라는 비정상적인 단백질이 너무 많이 만들어지거나 혹은 제대로 제거되지 못해 서서히 뇌에 쌓이면서 뇌세포 간의 연결고리를 끊고 뇌세포를 파괴해 치매 증상을 발생시킨다. 증상이 생기기 15~20년 전부터 시작돼 오랜 기간에 걸쳐 광범위한 뇌의 손상이 끊임없이 진행되며, 그 결과가 우리가 알고 있는 치매다.

　알츠하이머 치매의 기억장애는 옛날 일들은 잘 기억하는데 최근 일들은 전혀 기억하지 못하는 패턴의 기억장애를 보인다. 뇌가 건강했을 때 이미 뇌 안으로 들어간 과거의 기억들은 영향을 받지 않고, 새롭게 만들어진 기억들은 입구가 망가져서 들어가지 못하게 되면서 나타나는 증상이다. 병이 진행되면 결국 과거의 기억도 손상되고, 기억력 뿐 만 아니라 뇌의 다른 기능들도 제대로 기능하지 못하게 된다.

알츠하이머 치매는 파킨슨병과 간혹 혼동하기도 한다.

두 질환 모두 퇴행성 뇌질환이므로 오랜 기간에 걸쳐서 뇌의 손상이 끊임없이 진행된다는 점에서 병의 경과가 비슷할 수 있다. 손상을 받는 뇌 부위가 다르기 때문에 초기에 나타나는 증상은 매우 다르다.

파킨슨병은 동작이 느려지고 손이 떨리는 등의 움직임과 관련된 증상이 나타난다. 알츠하이머병은 뇌가 감각하고 기억하며 판단하는 '고위뇌기능'과 관련된 증상이 나타난다. 또 알츠하이머병에서는 일반적으로 지나간 일들에 대한 '삽화기억력의 점진적인 저하'가 증상의 시작인 경우가 많다. 원래는 그렇지 않았는데 최근 들어서 며칠 전에 있었던 중요한 일들을 잘 기억하지 못하는 것처럼 보일 수 있다. 하지만 알츠하이머병에서도 말기에는 "움직임"의 이상도 나타날 수 있어 파킨슨병과 구분하기 어려울 수 있다.

치료 방법이 아주 없는 것은 아니다.

약물치료를 포함한 다양한 수단을 이용하여 인지기능이 악화되지 않도록 하고 치매 증상이 완화되도록 관리한다. 장시간에 걸쳐 서서히 진행되는 경과를 밟으므로 환자의 인지기능 상태를 정기적으로 점검하면서 현재의 기능을 최대한 오랫동안 유지하기 위한 치료적 접근이다.

의학적으로 효과를 인정받은 치료약물은 매우 적다. 인지기능을 개선시키기 위한 약물의 치료 전략 외에 치매 환자의 행동정신증상을 완화시키기 위해 각종 약물이 사용되기도 한다. 또한, 비약물치료로서 인지중재치료, 운동치료 등이 이용되고 있다. 인지기능이 악화되어 감에 따라서 변화할 수 있는 개인과 가족의 미래를 대비하는 것도 매우 중요한 부분이라고 할 수 있다.

건강한 뇌를 만들어가는 것이 중요하다.

알츠하이머병의 병리에 대해 모든 것이 밝혀지지는 않았지만 어떤 사람이 치매에 덜 걸리는지는 비교적 잘 알려져 있다. 나이가 들면 상당수에서 뇌 내 아밀로이드 단백질이 관찰된다. 그러나 아밀로이드 단백질이 있다고 모두 치매 증상이 나타나는 것은 아니다.

뇌의 손상을 상쇄하고도 남을 정도의 건강한 뇌를 가진 사람은 충격을 충분히 흡수할 수도 있다. 치매 예방을 위한 건강한 생활습관의 핵심이 되는 것은 평소 머리를 쓰고, 몸을 쓰고, 잘 먹는 것이다.

2) 혈관성 치매

혈관성 치매의 위험요인의 원인은 미리 예방할 수 있다.

혈관성 치매의 대표적인 위험요인으로는 고혈압, 심근경색, 심방세동, 당뇨병, 흡연, 고 콜레스테롤 혈증 등이 있다. 그 밖으로 혈관성 치매와 관련성이 의심되는 것으로는 헤마토크릿 상승, 지혈 이상 및 말초혈관 질환, 과다한 알콜 섭취 등이 있다. 뇌혈관이 막히면서 뇌경색이나 대뇌허혈 등의 손상에 의해 치매가 생기는 경우이다. 혈관성 치매는 위험요소의 조절이 가장 중요하다.

- **당뇨병과 치매**

　연구마다 다소 차이가 있기는 하지만, 일반적으로 당뇨병이 있는 사람은 당뇨병이 없는 사람보다 치매 발병 위험이 50%가량 더 높은 것으로 알려져 있다. 우울증을 동반한 당뇨병 환자는 우울증이 없는 당뇨병 환자보다 치매 발생률이 1.93배 높았다. 연구팀은 우울증에 동반하는 염증 등의 질환이 신경세포 파괴를 가속화 해 치매 위험을 더 높이는 것으로 추정했다.

　또 뇌졸중을 동반한 당뇨병 환자도 치매 발생률이 각각 1.84배, 1.26배 높은 것으로 나타났다. 당뇨병 유병 기간이 5년을 넘어 장기화한 경우에도 치매 발병 위험은 1.13배 상승했다. 연구팀은 "당뇨병에 동반하는 질환이 치매 발병 위험을 높이는 연관성은 65세 이하의 비교적 젊은 연령에서 더 뚜렷했다"면서 "당뇨병 환자는 치매 위험을 낮추기 위해서라도 우울증 등의 동반 질환을 조기에 치료하고, 평소 체중도 적당히 관리하려고 노력하는 게 중요하다."고 말했다.

- 2019.12.12. 연합뉴스, bio@yna.co.kr

3) 전두엽 치매

왜 신경세포가 퇴행 사멸되는지 밝혀지지 않았다.

　전두엽 치매는 전두엽 부위의 피질 신경세포가 사멸하므로 전두엽이 담당하는 기능이 상실되는 증상을 볼 수 있다. 흔하지 않아도 매우 심각한 행동증상과 성격의 변화를 일으키는 치매가 전두엽 치매이다. 알츠하이머 치매와 달리 주로 전두엽과 측두엽 부위의 신경 세포들이 사멸된다. 판단의 실패가 잦고, 충동적이고, 감정조절을 못 하고, 목적 없는 행동과 분별없는 행동, 성적인 욕구나 식욕조절이 되지 않는 현상이 나타난다. 또한, 성격이 급해지고 과격해지거나 공격적이 되는 현상, 엉뚱한 행동을 보이게 된다.

원인은 알려져 있지 않다. MRI로 촬영한 뇌사진에서 보면 전두엽의 세포가 죽어 있는 점이 명확히 관찰된다. 이는 측두엽 피질세포나 내측 세포들, 혹은 두정엽의 피질세포가 주로 죽어 위축되는 알츠하이머 치매와 대비된다.

4) 루이체 치매

특징적 증상은 인지기능이 점차 악화되는 것이다.

신경세포가 원인 모르게 죽어가는 것을 특징으로 하는 신경 퇴행성 치매이다. 원인은 밝혀지지 않았다. 다만, 루이체[Lewy body]라고 하는 물질이 뇌의 신경세포 안에 쌓이면서 신경세포가 죽고, 죽은 신경세포가 많아지면서 뇌가 정상적인 기능을 하지 못하게 되어 치매다.

특히, 주의력 등의 전두엽 기능이나 시각적인 공간파악 능력이 떨어질 수 있다. 자꾸 넘어지거나 몸이 굳어지는 파킨슨병 양상, 눈앞에 자꾸 헛것이 구체적으로 보이는 환시가 반복된다. 특히 그중에서도 인지장애는 주로 집중력과 주의력에 장애를 동반한다. 사람이 몹시 혼란스럽고, 산만한 양상을 띠게 된다. 이외에도 환청, 환시를 보이는 경우, 심한 잠꼬대와 동반되는 경우, 우울증을 보이는 경우 등이 있다.

특이한 점은 인지기능의 장애가 자주 기복을 보인다는 것이다. 주의력과 집중력이 심각하게 저하되어 있다가도 며칠 사이, 하루 중에도 빠른 속도로 상태가 호전되기도 한다. 환시는 다른 정신질환에서 보이는 양상과는 달리 비교적 한 가지 형태로 고정되어 있다. 매우 생생한 시각적 이미지가 나타나는 것으로 알려져 있다.

■ 귀신을 보는 병

'영감이 좀 이상해요. 밤이면 작대기를 들고 허공에 대고 휘두르며 자꾸 나가라고 해요. 처음에는 저한테 그런 줄 알았는데 그게 아니라 집에 사람이 들어와 있다는 거예요. 제 눈에는 안 보이는데…' '화장실에 가면 갑자기 뛰어나와요, 욕실에 사람이 있다고 해서.. 제가 가서 보면 아무도 없는데, 분명 눈앞에 무엇이 보이는지 마구 소리를 쳐요.' '저 영감이 귀신을 보는 것이 틀림없어요'

루이체 치매 이외에도 섬망, 뇌전증 등의 상태에서도 헛것이 보이는데, 뇌의 순간적 이상에 의해 나타나는 것으로 알려져 있다. 이러한 증상이 나타나면 의사와 상의하기를 권한다. 눈에 보이는 귀신은 그리 흔치 않다. 병을 치료하면 헛것은 없어지기 마련이다.

- 박건우(고려대학교병원 신경과), 중앙치매센터 전문가 칼럼에서 요약

https://www.nid.or.kr

5) 디지털 치매

디지털 기기가 인간 기억의 보조 장치 역할을 하면서
나타난 현상이다.

말이 처음으로 국립 국어원 신어(新語) 자료집에 처음 등재된 것은 2004년이다. 이 말은 '휴대폰, 컴퓨터 등 디지털 기기에 지나치게 의존하여 반복학습의 과정이 결여되어 기억력이 떨어져 건망증의 증세로 나타난다'는 뜻이다. 멀티미디어 시대에 머리에 담아야 할 정보량이 폭증한 데다 각종 디지털 기기에 대한 의존도가 높아지면서 단기기억사항에 대한 반복 학습 및 인출과정의 결여에 의하여 마치 기억력이 떨어진 것처럼 보이는 상태이다. 다른 말로 'IT[information technology] 건망증' 이나 '과학기술로 인한 건망증[Technology amnesia]'으로도 불린다. 특히 디지털 기기 의존도가 높은 20~30대 대학생, 샐러리맨, 전문직 종사자들에게 많이 나타난다.

기억력도 사용하지 않으면 퇴화하는 법이다.

디지털 치매가 걱정된다면 디지털 기기에 대한 의존도를 줄이도록 해야 한다. 슬로우 라이프나 미니멀 라이프를 실천하는 것도 좋은 방법이다. 단순하게, 한 박자 느리게 사는 방식을 선택하는 것이다. 다른 말로 표현하면, 아날로그적인 감성을 되살리는 생활을 하자는 말이다. 자주 쓰는 전화번호는 단축키를 사용하기보다는 직접 버튼을 눌러서 통화하는 방법, 노트필기와 메모의 양을 늘리는 방법, 네비게이션에 의존하기보다는 표지판을 보며 길을 찾는 방법을 쓰자는 이야기다. 그 밖에도 직접 손으로 쓰고 입으로 외우면서 생각하는 시간을 많이 가지는 습관, 메일 주소나 짧은 문서는 직접 손으로 쓰는 습관, 하루에 30분에서 1시간 정도의 걷는 습관을 들이면 디지털 치매에서 벗어 날 수 있다.

■ 디지털 치매의 대표적인 증상

1. 단축 번호가 없으면 휴대폰으로 전화를 걸 수 없다.
2. 암산능력이 많이 떨어져서 간단한 계산도 계산기의 도움을 받아야 한다.
3. 컴퓨터에서 찾아 쓰는 한자에 익숙해 책을 읽을 때나 직접 한자를 쓸 때 막막해진다.
4. 운전할 때 네비게이션이 없으면 길 찾기가 힘들다.
5. 손으로 글씨를 쓰는 것보다 휴대폰 문자 메세지나 키보드 입력이 더 편하다.

■ 1주차 프로그램 평가

- 노인에 대한 이해와 치매예방의 중요성에 대해서 충분히 알게 되었다.
- 현장에 종사하고 있지만 치매환자의 증가가 이렇게 심각한 줄 몰랐다.
- 프로그램을 통해 치매에 대해 더욱 심도 있는 접근으로 전문가로 한 발자국 나아간 것같다.

■ 1주차 프로그램 요약 노트

제 2 장   치매 예방과 치료

[치매예방·관리 통합교육 2주차 프로그램]

일시		회기	2주차	활동시간	(180분)
주제	치매 예방과 치료			강사	
교육목적	치매에 대한 의료적 소양 함양과 예방의 중요성 인식			장소	
목표 및 기대효과	치매의 발생점인 뇌에 대한 이해 치매의 예방 방법과 치료				
준비물	영상 및 교재				
교육내용	1교시	[뇌와 치매] 뇌에 대한 이해로 치매의 질병적 원리 습득 기억에 대하여 뇌의 구조와 역할 뇌 기능 유지			
	2교시	[치매 예방 생활] 치매 예방의 중요성 치매에 걸리기 쉬운 경우 치매 예방 일상생활 치매 예방 질병 관리 치매 예방 식생활			
	3교시	[치매 진단과 치료] 치매 진단 치매 평가 치매 치료			
특이사항	- 치매의 생리적 특성에 따라 숙지 - 예방과 돌봄 증진. - 교육 중에 전문가의 수발이 중요함을 인식. - 자신 스스로 치매가 발병하기 전 예방에 관심.				

1. 뇌와 치매

사람의 뇌는 매우 중요한 기관이다.

생각, 판단, 운동, 감각 등을 담당한다. 무게는 약 1,300그램 정도이다. 약 천억 개 정도의 신경세포가 밀집되어 있는 신경 덩어리다. 뇌는 구조상 대뇌, 소뇌, 뇌간으로 구분한다. 뇌간은 호흡, 소화, 수면, 체온 조절 등 생명과 관련된 기능 조절을, 소뇌는 균형 유지, 근육 조절 등을 담당한다. 대뇌는 학습과 기억, 언어, 시공간 파악 등을 담당하며 치매와 가장 밀접한 관계가 있다.

1) 뇌의 구조와 역할

가. 대뇌 피질과 백질

신경세포가 주로 신체활동과 정신활동을 담당한다.

뇌는 신경세포와 신경 교세포라고 하는 두 종류의 세포들이 모여 있는 덩어리다. 그 신경세포의 몸체는 주로 뇌의 겉껍질 부분에 모여 있다. 그래서 이 부분을 피질皮質 cortex이라고 부른다. 약간 회색 기운을 띄고 있어서 회백질灰白質 grey matter라고도 부른다. 반면, 신경세포의 몸체에서 뻗어 나온 가지들은 신경 섬유의 다발을 이루어 뇌의 내부로 향해 있는데, 그 색깔이 희며 반짝반짝 윤기를 띄고 있어서 백질白質 white matter이라고 부른다.

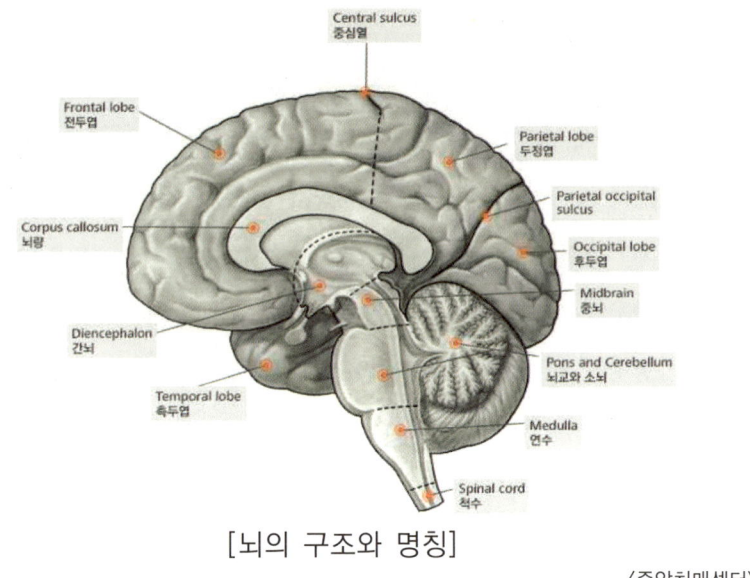

[뇌의 구조와 명칭]

〈중앙치매센터〉

나. 대뇌 피질

■ 전두엽 피질

 전두엽은 머리 앞부분, 즉 이마 부위를 중심으로 한 대뇌의 껍질 부분을 말한다. 이 부분의 신경세포는 주로 일을 계획하고, 적절하게 실행하고, 또 너무 지나치지 않도록 적당한 제동과 통제를 담당한다. 비유해서 말하면 자동차 엔진, 운전대, 브레이크에 해당한다. 엔진에 해당하는 것은 의욕, 동기, 활력을, 운전대에 해당하는 것은 일의 순서와 방법, 판단력과 융통성을 말한다. 브레이크는 자제력, 충동 조절 등의 역할을 담당한다는 의미다.

■ 두정엽 피질

두정엽은 머리[頭]의 정수리 부분[頂]이라는 의미다. 오른쪽 두정엽은 공간을 파악하는 능력을 가지고 있다. 처음 가본 곳에서 방향을 파악하거나, 시계 바늘의 위치를 보고 지금 몇 시 정도 되었는지를 파악하는 능력, 조끼의 어느 구멍으로 팔을 집어넣어야 옷을 제대로 입을 수 있는지 아는 능력 등이 모두 이 두정엽의 기능, 즉 공간 파악 기능 때문에 가능하다. 알츠하이머병에서는 이 두정엽 기능이 비교적 초기부터 저하되는 것으로 알려져 있다.

■ 측두엽 피질

측두엽은 뇌의 양 측면의 피질을 말한다. 즉, 양쪽 귀의 위쪽인 이른바 '관자놀이'라고 부르는 부위에 해당하는 영역이다. 이 측두엽이 기억력, 학습 능력, 언어 능력 등을 담당한다. 특히 이 부분은 치매의 이해에 중요하다. 왜냐하면 알츠하이머병과 같은 질병에서는 이 측두엽 부위의 신경세포가 자꾸 죽어서 없어져 가는 것이 주요 현상이기 때문이다. 기억력이 떨어지고, 언어 표현과 이해 능력이 점차 떨어지는 치매의 원인이다.

■ 후두엽 피질

대뇌의 뒷부분, 즉 뒤통수 부분에 해당하는 피질 부위가 후두엽 피질이다. 이 부분은 주로 시각적인 내용을 파악하는 기능을 가지고 있다. 우리가 사물을 보면서 주변의 물건들을 파악하는 것은 후두엽 피질의 기능이 때문이다. 뇌혈관 장애, 뇌종양 등으로 후두엽 피질이 손상되면, 안구(눈)은 멀쩡하게 정상적이라 하더라도 자기가 본 것이 무엇인지를 잘 파악하지 못한다. '보는 기구'와 '해석하는 기구'가 다르기 때문이다.

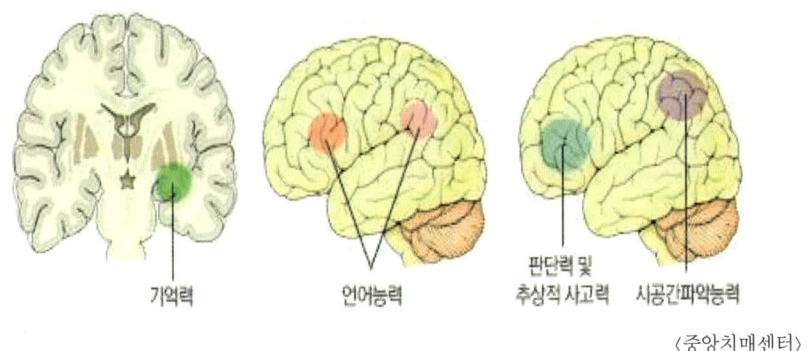

〈중앙치매센터〉

다. 변연계와 해마

모서리나 가장자리를 의미하는 변연계limbic system는 대뇌 피질과 시상하부 사이에 위치하는 일련의 구조물들을 가리킨다. 주로 감정, 행동, 욕망 등의 조절에 기여하며 특히 기억에 중요한 역할을 한다. 이중 해마는 알츠하이머병에 의해 점진적으로 위축되는 것으로 알려져 있으며, 이로 인해 환자는 질병 초기에 최근 기억의 장애가 발생한다고 알려져 있다.

2) 뇌의 기능 유지

인간의 생존 기술은 '지능과 언어능력'이다.

모든 생명체는 다 각각 생존을 위한 자신의 주특기를 가지고 있다. 곰은 앞발을 잘 쓴다, 코끼리는 덩치와 코가 주특기다. 치이타의 속도, 악어의 턱, 개의 후각, 독수리의 날개 등등 모든 생물은 다 살아남기 위한 특별한 생존 기술이 있다. 인간은 잘 달리지도 못하고, 날지도 못한다. 그런 능력보다 언어와 두뇌가 훨씬 중요한 역할을 한다. 태어나자 마자 본능적으로 그 기능이 발휘된다. 어려서는 외부로부터 새로운 것을 받아들이는 능력이 뛰어나다. 나이가 들면 받아들인 내용을 조화롭게 활용 능력이 발전한다.

젊은이는 학습이 중요하고, 노년에는 지혜가 중요하다.

이러한 시각에서 보면, 학습능력 기관은 노년에 더 이상 필요 없게 된다는 뜻이기도 하다. 뇌의 기능이 저하되는 것은 당연하다는 이야기다. 물론, 나이를 먹어도 학습기능이 감퇴하지 않는다는 주장도 있다. 꾸준히 관리하고 활용할 경우라는 전제가 붙어 있다.

대체로 모든 살아있는 것에는 다 수명이 있듯이, 뇌에도 수명이 있다. 고령에 이르면 누구나 기능 정지 상태 인 치매가 올 수 밖에 없다. 인간 본래의 수명을 방해하는 온갖 것들을 없애면서 인류의 평균 수명이 길어졌다. 즉 질병, 전쟁, 기아, 재난, 유아 사망, 사고 등을 점차 제거해 나가는 활동의 결과다. 이와 같은 원리로 뇌 기능의 수명 단축을 유발하는 요소를 하나씩 제거하는 것이 치매 예방의 지름길이다. 이들 요소를 제거하는 노력이 치매예방을 위한 사회적 실천으로 자리 잡아야 사회 전체가 치매로 인한 부담이 줄어들 것이다. 어쩌면 오늘의 인류가 제 수명 누리듯, '뇌 수명 제대로 누리기'가 가능할 것이다.

[뇌 기능 수명을 단축하는 요소]

독성 물질	알코올, 흡연
혈액 공급 저하	운동 부족, 비만, 고지혈증, 당뇨, 고혈압
대뇌 활동의 중지 수동적 뇌 활동	고립된 생활, 개인화, 정서적 교류의 부족, TV

3) 뇌 가소성

뇌는 발달 과정 중 가소성可塑性 plasticity을 보인다.

가소성이란 외부적 요인으로 인한 영구적 변형을 의미하는 물질의 특성이다. 생명체에서의 가소성은 환경변화에 적응하고 대처할 수 있는 능력을 의미한다. 뇌는 성장하는 동안 외부세계의 정보를 처리하면서 급격하게 변화하고, 일생동안 지속적으로 변화한다. 이는 뇌의 신경 경로를 경험으로 재조직하는 능력이다. 세상을 이해하고자 영아가 감각 정보를 처리한 결과로 나타나기도 하고 뇌 손상 이후의 적응 과정일 수도 있다. 재조직은 다음 둘 중 하나의 범주에 속할 것이다.

* 경험-기대 재조직(experience-expectant reorganisation):
수백만 년에 걸친 진화를 통해 뇌가 자신을 한층 성장시킬 수 있는 경험에 반응하도록 사전에 구성된 경우다.

* 경험-의존 재조직(experience-dependent reorganisation):
피아노 연주나 컴퓨터 게임을 하는 것처럼 특정한 학습 경험의 결과로 나타난다.

초기 발달심리학자들은 시간이 지나면 신경망이 안정된다고 믿었다. 최근의 연구 결과에 따르면 뇌는 결코 변화를 멈추지 않는 것으로 추정된다. 이것이 학습의 토대로서, 경험을 통해 보다 강력한 연계가 이루어진다.

영구적 뇌 손상의 경우처럼, 때로 뇌의 가소성은 손상을 입은 부분의 뇌가 맡아서 하던 기능을 다른 부분이 대신하게끔 한다. 뇌 손상 환자의 경험을 통해 우리는 이런 사실을 확인할 수 있다.

2. 치매 예방 생활

■ 관심 높아진 치매 예방…도 넘은 치매 마케팅 주의

치매 예방에 관심이 높아진 가운데 도를 넘는 치매 마케팅에 대한 주의가 요구된다. 검증되지 않은 치매예방 효과를 과장해 홍보하는 사례가 난립하기 때문이다. 단순 인지기능 향상 효과를 치매 예방이라고 홍보하는 경우가 다수다. 식품의 경우도 해마 확대를 근거로 드는 경우가 많지만 아직은 규명된 근거가 부족하다는 것이 전문가 견해다. 발병 원인으로 유력하게 거론되는 베타아밀로이드나 타우 단백질을 억제하는 부분도 예방에 효과가 있고 교통정리가 완벽하지 않은 상태다.

세계보건기구는 비타민B나 E, 오메가 3, 항산화제 등을 함유한 건강보조제 복용은 치매 예방에 큰 도움이 되지 않는다며 치매 예방 목적 복용 금지를 권고하기도 했다. 일반적으로 치매 예방에 대해서는 고기가 적고 채소와 올리브유가 많이 포함된 지중해식 식단을 가장 많이 추천한다. 규칙적인 운동과 금주 등이 치매 예방법으로 가장 많이 통용되고 있다.

디멘시아뉴스, 2020.01.13. 발췌, 요약 http://www.dementianews.co.kr/

1) 치매예방의 중요성

치매는 나이가 많아지면서 발병률이 증가하는 대표적인 질환이다.

불행하게도 치매를 완치할 수 있는 방안은 없다. 결국은 치료보다는 예방과 증상관리에 중점을 두는 예방적 차원의 접근이 강조되고 있다. 치매는 발병기전이나 원인이 불명확하여 치료가 어렵기 때문이다. 따라서 우리 사회가 보다 합리적인 정책 수립과 간호 중재를 통해 노인의 치매 문제에 대비하는 것이 절실하다. 치매는 예방이 최선이라는 것에 이견은 없다.

전문가들은 치매 치료제 개발이 쉽지 않은 상황에서 치매 예방을 위한 노력이 필요하다고 입을 모은다. 정부는 2020년부터 치매 연구에 10년간 5천826억을 투자해 2030년까지 치매 발병 연령을 5년 늦추고 환자 증가속도도 50% 줄인다는 계획을 발표했다.

치매로 인하여 나타나는 여러 가지 부담들이 있다.

치매는 일단 발병하면 장기간에 걸친 악화과정을 통해 기본적인 일상생활까지 돌봄자에게 의존하게 된다. 그 과정에서 치매노인 자신 뿐 아니라 가족에게 많은 고통과 부담을 준다. 결과적으로 치매의 효과적인 관리와 의료비용 감소 등의 문제를 해소하기 위해서는 예방에 초점을 맞출 필요가 있다. 치매는 예방이 최선의 방안이기 때문에 더욱 그렇다.

치매에 걸릴 가능성을 최소화하는 방안으로 먼저 전 연령층에 걸쳐 치매예방 건강증진행위가 필요하다. 이러한 상황을 고려한다면 조기교육의 중요성이 부각되며, 치매예방에 대한 명확한 교육은 상시 이루어질 필요가 있다. 또한, 치매예방행위를 증진시키기 위해 치매에 대한 지식 정도를 확인하고 필요로 하는 치매관련 정보를 제공해야 할 필요가 있다. 우리나라에서도 초중고 학생들을 대상으로 치매에 대한 조기교육을 실시하는 것은 치매에 대한 편견 및 부정적 인식을 감소시키고 치매 친화적 사회 분위기를 조성하는데 매우 효과적인 수단이 될 수 있다.

치매는 생활습관의 개선으로 예방이 가능하다.

예방의 중요성을 강조하고 치매예방행위를 꾸준히 실천할 수 있도록 유도하는 것이 필요하다. 치매 예방을 위해서는 사회적 접촉, 인지활동, 신체 활동 등 건강행위를 생활습관화 해야 한다. 식생활, 수면, 사회활동 등도 강조한다. 심혈관계 위험요인들을 줄이고 건강한 생활습관, 올바른 운동 등을 통하여 치매를 예방할 수 있다.

알츠하이머병과 같은 퇴행성 치매의 경우 현재 완치할 수 있는 치료법이 개발되어 있지는 않다. 혈관성 치매의 경우 원인이 되는 고혈압, 당뇨, 심장질환, 고지혈증 등의 증상을 조절해주고 적절한 치료를 하면 치매의 악화를 막을 수 있고 증상 호전을 기대할 수 있다. 치매는 일상생활에서 예방에 초점을 맞추는 습관을 들이는 것이 가장 현실적인 치료방법이면서 건강한 삶을 유지하는 방안이다.

■ 치매에 걸리기 쉬운 경우

① 가족력 : 근접한 친족 중 치매에 걸린 사람이 있는 경우다. 알츠하이머의 10%가 가족력이 원인인 것으로 나타나고 있다.
② 여성 : 알츠하이머가 발생할 가능성은 여성이 남성에 비하여 2.6배 높다는 통계가 있다.
③ 앉은 자세로 업무를 수행하는 사람: 장시간 의자에서 업무를 수행할수록 혈관 질환, 당뇨 등이 발생할 가능성이 높다. 비만과 과체중도 원인이다.
④ 불면, 스트레스 : 수면이 충분치 않으면 뇌세포가 상처를 받게 되고 재생하는 것이 쉽지 않다. 스트레스도 뇌 세포를 파괴한다.
⑤ 심리적 쇼크 : 예기치 않았던 이별이나 사업 실패 등 충격을 받으면 뇌

가 상처를 입는다.
⑥ 음주와 흡연 : 통계상 음주가 잦은 사람은 치매가 발생할 가능성이 2.8배, 흡연을 많이 한 사람은 5배가 높은 수준인 것으로 나타나고 있다.
⑦ 위장 관련 약물을 장시간 복용했을 경우 : 위장 약물에는 알루미늄이 함유되어 있어 장기간 복용시 치매 발생 확률이 높아진다.
⑧ 팔이 짧을 경우 : 팔이 짧을수록 치매가 발생할 가능성이 높은 것으로 밝혀졌다. 이것은 어린 시절 영양소를 충분하게 섭취하지 못한 것이 원인이다.
⑨ 머리 사이즈가 작을 경우 : 머리 사이즈가 작을수록 뇌의 부피 역시 크지 않다. 뇌의 부피가 크지 않으면 세포량도 적다고 볼 수 있다.
⑩ 우울증 : 만성 우울증이 있는 사람은 그렇지 않은 사람보다 치매 발생 위험도가 2배 가까이 높다. 치료를 받지 않으면 뇌세포가 파괴되어서 치매로 연결될 확률이 높아진다.

2) 치매 예방 일상생활

가. 술을 마시지 말자.

술이 뇌에 미치는 영향은 양면의 칼날과 같다.

신경 독소로 작용도 하지만 심혈관 질환을 예방한다는 보고도 있기 때문이다. 여러 역학 조사에 따르면, 분명 과음(하루 5잔 이상)은 나쁜 결과를 보이고 있으나, 어느 정도의 음주는 치매의 발생을 줄인다는 연구결과도 있다. 어떤 종류, 얼마나 많이 먹는가가 중요하다. 뉴욕, 로테르담 및 호놀룰루에서 시행된 연구에서 모두 술을 안 먹는 것보다 1~2잔의 술을 먹는 것이 좋으며, 뉴욕의 연구에서는 이러한 효과가 다른 주류보다 와인에서만 유의한 예방 효과를 보인다고 발표하였다. 따라서 현재 술을 먹고 있다면 하루 1~2잔 정도의 와인을 권할 수 있지만, 술을 안 먹는 사람이 굳이 술을 시작할 필요는 없다.

나. 담배를 끊자.

담배의 니코틴 성분이 혈관에 치명적인 악영향을 준다.

뇌혈관을 수축시켜 뇌의 혈액 순환을 막는다. 혈액 속의 산소량을 줄여 뇌신경세포의 활성화를 방해한다. 기억 중추를 마비시킬 뿐 아니라 흡연의 각종 유해 성분들은 고혈압, 동맥경화 및 암을 일으킨다. 심장병 같은 성인병의 원인이 되어 치매를 일으킬 확률을 높게 만든다.

다. 즐겁게 할 수 있는 일이나 취미생활을 하자.

사회활동에 적극 참여하는 것이 뇌를 훈련시키는 방법이다.

나이가 들어도 사회생활이나 여가생활에 적극적으로 참여한 사람들은 그렇지 않은 사람들에 비하여 치매의 발병이 늦어진다는 연구결과도 있다. 종교활동이든 취미활동이든 사람들이 모여 활동하는 곳에 끼어서 함께 어울리는 것이 필요하다. 다양한 흥미와 관심을 가지고 일이나 취미생활을 오래 할수록 뇌 활동에 자극을 주어 치매 예방에 도움이 된다. 사회활동을 활발히 하며 사람들과 만나고, 활기 있는 시간을 보내면 삶의 의욕이 높아지고, 신체 및 정신의 노화를 예방하는 효과가 있다.

라. 지속적인 뇌 활동을 하자.

두뇌활동을 많이 하면 치매를 예방할 수 있다.

학습을 많이 하는 사람들은 그렇지 않은 사람들에 비해 치매가 발병하는 나이가 4~5년 정도 더 늦다는 연구결과가 있다. 학습으로 뇌를 활발하게 사용하면 뇌 신경세포들 사이에 많은 연결고리가 만들어져 뇌 회로가 강화되고 예비 능력이 생겨 뇌세포의 일부가 병이 들어도 기능을 유지할 수 있기 때문이다.

운동을 안 하면 체력이 떨어지는 것처럼 머리도 덜 쓰면 인지능력이 저하된다. 달리기를 하고, 팔굽혀펴기를 하듯 뇌도 부지런히 사용해야 한다. 책읽기, 외국어 배우기는 물론 박물관 관람하기, 심지어 게임도 뇌 기능 향상에 도움이 된다. 이른 아침에 공원과 같이 공기가 맑은 곳에서 걸으면서 명상을 하는 것은 최상의 뇌 운동이라고 한다. 뇌도 운동을 해야 건강을 유지할 수 있다.

■ 뇌 자극 훈련법

- 일기 쓰기, 책 읽기
- 음악 : 감상, 노래 부르기, 악기 연주하기, 가사 외우기
- 미술 : 그림 그리기, 감상하기
- 게임 : 바둑, 장기, 화투, 퍼즐, 인터넷 게임, 보드게임 등
- 스포츠 : 수영, 에어로빅, 자전거 타기, 골프 등
- 원예, 서예, 명상
- 여행, 산책, 춤 등

마. 운동하고 몸을 움직이자.

운동을 규칙적으로 하는 것이 치매예방에 중요하다.

규칙적인 운동을 통해 뇌혈관질환, 심장질환을 감소시키고 비만, 고혈압, 당뇨병 등을 예방한다. 운동은 뇌에 산소와 영양분을 더 많이 공급한다. 신경세포의 성장이 촉진되어 기억력, 주의력, 판단력 등의 인지기능이 향상되는 효과가 있다. 근력 강화 운동은 근력은 물론 균형감각도 향상하고 감각, 인지기능, 운동기능을 동시에 자극하면 더욱 효과적이다. 특히 걷는 운동은 성인병을 막아주고 몸의 균형감각을 길러줄 뿐만 아니라 뇌혈관을 맑고 깨끗하게 유지하는 데 도움이 되고 뇌를 자극해서 뇌의 위축을 적게 한다. 최소한 하루 30분씩 일주일에 3일 이상을 걷도록 한다.

운동은 젊었을 때부터 시작하는 것이 좋다.

운동을 하면 치매를 일으키는 독성 단백질의 축적량이 감소하고 동맥경화를 일으키는 콜레스테롤 수치도 낮아진다. 중년에 신체와 뇌를 활발하게 사용하지 않은 사람은 노년에 치매에 걸릴 위험이 3배 높고 비만인 사람은 2배 높다는 연구 결과가 있다.

스웨덴 예테보리대학 헬레나 호르데르 박사팀은 중년에 체력이 튼튼해 심장 기능이 좋은 여성은 나중에 치매에 걸릴 위험이 거의 90%나 적다고 발표했다. 이는 평균 연령 50세인 스웨덴 여성 191명을 대상으로 40여 년 동안 추적 검사한 결과다. 운동을 꾸준히 하면 뇌 혈류량이 증가하면서 뇌 아밀로이드 단백질이 감소하고, 뇌로 들어오는 신경영양인자가 증가한다. 적어도 1주일에 2번, 30분 이상 다소 가쁘거나 땀이 흐를 정도의 운동이 필요하다.

특별히 운동을 하지 않아도 자기 스스로 식사, 청소, 세탁, 쇼핑 등을 하는 노인들은 치매의 발생과 진행이 늦다. 몸을 많이 움직이고 기능을 지속적으로 유지한 덕이다. 최소한 의식주는 스스로 움직여서 해결한다. 손을 많이 움직이는 것도 중요하다. 젓가락 사용이나 종이학 접기, 그림 그리기 등 무엇이든 좋다.

- **하루에 20분 서 있으면 와상환자가 되지 않는다.**

　침대 위에서 3주일 동안 지내면 40%의 근육이 없어지게 된다는 보고가 있다. 이러한 상황을 피하기 위해서 근육과 뼈를 사용해야 한다. 힘들더라도 몸을 일으키는 일, 만약 가능하다면 서는 일이다. 프랑스의 시설에서 조사한 바에 따르면, 하루에 20분정도 서 있기를 하면, 와상환자가 되지 않고, 죽을 때까지 서는 기능을 유지할 수 있다고 한다. 몸을 일으켜 둠으로써, 폐렴과 골다공증도 예방할 수 있다.

　서 있을 때는, 발의 위치나 자세, 균형 등, 신경을 써야 할 일이 많이 있다. 불안정한 상태에서 서려고 하다가 넘어지는 위험도 있다. 무리하지 않아야 한다. 20분의 서 있는 시간을 한 번에 채울 필요는 없다. 옷을 갈아입을 때 2분, 화장실까지 걸어갈 때에 3분, 몸을 닦을 때 10분, 이야기 하면서 5분, 이를 닦을 때 3분 등 하루 중에 서 있는 시간을 조금씩 만들어 하루에 총 20분 이상 서 있는 것을 목표로 하면 된다.

- **효과적인 운동법**
    - 운동전후에는 준비운동과 정리운동을 하고, 체력에 맞게 운동한다.
    - 종류나 시간에 얽매이지 말고 즐겁게, 좋아하는 운동을 지속적으로 한다.
    - 경쟁심을 갖지 말고 내기시합 등을 하지 않는다.
    - 일상생활에서도 운동이 되는 방법을 선택한다.
      (예 : 엘리베이터 대신 계단 이용하기 등)

바. 스트레스와 불안을 줄인다.

치매를 예방하려면 스트레스와 불안을 줄이는 것이 중요하다.

만성 스트레스와 불안은 치매 위험을 2배 증가시킨다는 연구결과가 있다. 또, 만성적인 스트레스를 받은 사람들의 뇌를 부검한 결과 뇌세포들을 연결하는 신경 연결망의 조직이 정상인에 비하여 성글다는 것이 밝혀졌다. 스트레스와 불안이 뇌기능을 해친다는 사실을 시사한다.

부정적인 생각 대신 긍정적인 생각을 하는 것도 중요하다.

부정적인 생각은 아드레날린을 분비하므로 근육의 긴장을 높이고 혈압을 높이며 기억 회로를 닫는다. 긍정적인 생각은 도파민, 엔도르핀 등의 물질을 분비하므로 근육의 긴장을 완화시키고 혈압을 낮추고 기억회로를 열어 두뇌를 활성화시킨다.

정신적·육체적 스트레스는 기억장애를 유발하고 심한 경우에는 뇌세포를 손상한다. 스트레스로 인하여 스트레스 호르몬의 수치가 높아지면 뇌에서 기억력과 관련해 해마의 신경세포가 손상되어 기억력 감퇴가 나타난다. 마음이 바빠지거나 정신적으로 피곤한 상태에서 건망증이 잘 생기는 것도 이런 이유 때문이다. 스트레스가 심할 때는 수면을 충분히 취하고 긍정적이고 편안한 마음을 갖는 것이 필요하다.

- **배우자가 낙천적인 성격이면 본인도 치매 위험 적다**

　미국 하버드대와 미시간주립대 공동연구진이 최대 8년간 이성애자 부부 4000쌍을 추적해 연구한 결과, 밝은 인생관을 지닌 배우자와 사는 사람은 나이 들면서 알츠하이머병과 치매 그리고 인지능력 저하 등을 겪을 위험이 적었다고 밝혔다.

　연구진에 따르면, 낙천주의자와 결혼한 사람은 세월이 흐를수록 그렇지 못한 사람보다 인지적인 면에서 좋은 삶을 보냈다. 낙천주의자 배우자를 둔 가정의 정신적 환경이 더 건강해 스트레스를 덜 받기 때문일 것이라고 이들 연구자는 주장했다.

　저자인 윌리엄 초픽 박사(미시간주립대 부교수)는 "우리는 배우자와 함께 많은 시간을 보낸다. 좋은 배우자는 상대에게 함께 운동하자고 하거나 건강한 음식을 먹자고 하고 심지어 매일 먹어야 하는 약도 빠트리지 않도록 말해준다."면서 "배우자가 낙천적이고 건강하면 당신의 삶 역시 그와 비슷하게 변할 수 있는 것"이라고 설명했다. 연구진은 낙천적인 배우자는 자신의 정신적 안정 및 기능성의 척도인 기억력과 정신적인 상태를 더욱더 잘 유지한다는 점을 발견했다.

사. 충분한 수면을 취한다.

하루 6시간 이상 수면을 취해 뇌를 쉬게 한다.

　수면을 통하여 뇌에 적절한 휴식을 취하게 하는 것은 치매예방 뿐만 아니라 치료에도 대단히 중요하다. 정상인의 경우에는 충분한 수면을 취하지 못할 경우 다음날 피로가 누적되는 정도의 증상이 나타나지만 치매환자의 경우에는 이상행동을 보이거나 심하면 섬망 상태가 되어 매우 위험한 상황을 초래하기도 한다.

아. 머리 외상을 조심하자.

치매예방을 위해서는 머리를 다치지 않도록 조심해야 한다.

머리를 다치는 경우 알츠하이머병에 걸릴 확률이 5~10배 이상 높아진다. 격렬한 운동으로 뇌에 충격이 가해지기 쉬운 권투 선수들이나 미식축구 선수들에게서 치매 발생 위험이 높다고 알려져 있다. 머리에 폭행을 당한 경우나 선수 생활을 한 경우에는 젊은 시절의 작은 뇌 손상이 반복되었다. 결과 파킨슨병이나 치매로 고생을 하는 분들이 많다.

교통사고를 당하거나 머리에 충격을 받은 사람은 사고 이후에 신경세포의 손상으로 인해 기억력에 문제가 나타나는 경우가 많다. 교통사고나 낙상 같은 큰 충격은 물론 권투의 잔 펀치나 박치기 같은 충격이 만성적으로 가해지는 경우도 해롭다. 가족 중 치매환자가 있는 경우 더욱 조심해야 한다. 오토바이를 탈 때 반드시 헬멧을 착용해서 뇌를 보호해야 한다. 아이들이 자전거를 타거나 인라인 스케이트를 탈 때에도 반드시 헬멧을 착용시켜야 한다.

- **일상생활에서의 치매예방법**
  - 일기를 써라.
  - 뇌를 고르게 발달시키기 위해 왼쪽 손이나 발(왼손잡이의 경우 반대)을 많이 사용해라.
  - 하루에 3번 이상 10분씩 정신수양이나 공상을 즐겨라.
  - 항상 웃는 표정을 지어라.
  - 혼자서 지내는 시간을 가급적 줄여라.
  - 머리에 충격이 가지 않도록 잘 보호하라.
  - 알코올 섭취를 최대한 줄여라.
  - 알루미늄이 많이 함유된 제산제 복용을 삼가하라.
  - 하루 6시간 이상 수면을 취해 뇌를 쉬게 하라.
  - 산이나 호수가, 바닷가와 같이 음이온이 풍부한 맑은 공기를 1주일에 2시간 이상 호흡하라.

  세종시 보건소 국민건강상식 https://www.sejong.go.kr

3) 치매예방을 위한 질병관리

치매 예방을 위해서는 각종 생활 습관병을 없애야 한다.

고혈압이나 당뇨병, 비만, 고지혈증, 흡연 등 뇌졸중의 위험인자는 혈관성 치매를 일으키는 원인이 되지만 알츠하이머병에 의한 치매와도 깊은 연관성이 있다고 알려져 있다. 성인병을 조기에 발견하고, 적절히 치료하는 것이 중요하다.

중년에 들면 자신의 뱃살관리에도 신경 써야 한다.

불룩하게 나온 뱃살은 각종 성인병의 지름길이다. 비만의 경우 정상 체중보다 치매에 걸릴 확률이 2.5배 높아진다는 연구 결과가 있다. 이는 지방세포에서 분비되는 물질들이 혈관에 나쁜 영향을 주거나 혈관의 노화를 촉진해서 치매를 유발하기 때문이다.

가. 고혈압을 치료해야 한다.

정상 혈압을 유지하는 일은 치매 예방의 첫걸음이다.

뇌졸중의 위험인자를 가지고 있는 환자는 적극적으로 위험인자를 피하고 치료해야 한다. 치매를 예방하기 위해서는 수축기 혈압을 140mmHg이하, 이완기 혈압을 90mmHg이하로 유지하는 것이 좋다. 하지만 노인의 경우 갑작스러운 혈압 저하는 오히려 뇌기능을 떨어뜨릴 수 있으므로 주의가 필요하다. 평소 혈압을 자주 측정하고 혈압이 높은 경우 전문의와 상의해서 적절한 치료를 지속적으로 받아야 한다.

나. 당뇨병을 치료해야 한다.

정상 혈당 유지로 혈관성 치매를 예방한다.

당뇨병의 경우 고혈당에 의한 혈액 점성의 증가 및 신경조직에 대한 독성작용으로 손상을 초래하므로 당뇨병에 대한 예방과 혈당관리가 중요하다. 당뇨의 진행을 억제하면 혈관 질환이나 뇌졸중이 치매로 발전하는 것을 막을 수 있다.

다. 고지혈증을 치료해야 한다.

높은 콜레스테롤 수치도 혈관성 치매를 유발한다.

고혈압, 당뇨병 같은 질환과 함께 뇌혈관의 동맥경화를 초래하여 혈관성 치매를 일으킨다. 혈액검사를 통해서 수치 확인 및 적절한 치료가 필요하다.

라. 심장병을 치료해야 한다.

심장병을 초기에 발견하고 적절한 치료를 받는다.

심장병은 혈전 등을 통해 뇌혈관 질환을 유발함으로써 혈관성 치매 위험을 높인다.

마. 우울증을 치료해야 한다.

우울증은 충분히 치료가 가능한 질병이다.

조기에 전문의 상담과 적절한 치료가 필요하다. 우울증은 노인들에게 매우 흔한 질병이지만 치매로 오해 받을 때가 많다. 실제로 치매를 의심해 병원을 찾는 노인 환자 10명 중 4명은 치매가 아닌 노인성 우울증이라는 보고도 있다. 우울증에 의한 치매 증상은 적절한 시기에 치료가 이뤄진다면 비교적 회복율이 높은 질환이다.

문제는 노인들의 초기 우울증 증세를 단순한 노화 현상이라고 생각하고 치료 시기를 놓치면 치매와 다름없는 무기력한 상태로 진행된다. 또 치매 환자의 약 40% 정도가 우울증 증세를 함께 보인다. 이 경우에는 활동 장애나 지적 장애가 더 심하게 나타난다. 치매와 노인성 우울증은 처음부터 끝까지 불가분의 관계임을 명심해야 한다.

바. 주기적으로 치매검사를 실시한다.

정기적인 치매 간이검사 등을 통해 상태를 점검한다.

노화로 인한 단순한 건망증이라고 생각하여 무시하고 넘기다가 치료 시기를 놓치는 경우가 많다.

사. 약물을 남용하지 않는다.

뇌 기능을 떨어뜨리는 약들이 있다.

약물을 무절제하게 복용하면 기억력이 떨어져 치매 증상이 생길 수 있다. 노인이 되면 복용하는 약물의 수가 많아진다. 대표적인 약물이 신경안정제, 수면제, 감기약 등인데 이런 경우 문제 약물을 끊거나 바꾸면 치매에 효과가 있다.

4) 치매예방 식습관

뇌를 젊게 유지해줌으로써 치매를 예방할 수 있다.

건강에 좋은 음식을 먹는 습관은 뇌의 노화와 기억력 감퇴를 막아주며 치매 발병을 억제한다. 뇌 건강 유지를 위한 좋은 영양을 공급 즉, 치매에 걸리지 않기 위해 무엇을 먹어야 할까. 지금까지의 결론은 과도한 음식 섭취를 피하는 것, 건강에 좋은 음식을 먹는 습관을 유지하는 정도이다. 편식하지 않고 음식을 골고루 섭취하라는 뜻이다.

올바른 음식 섭취의 기본은 가능하다면 싱겁게 먹는 것과 과식을 하지 않는 것이다. 음식을 싱겁게 먹어야 하는 이유는 소금이 많이 들어간 짠 음식은 혈압을 높여 고혈압의 원인이 되기 때문이다. 특히 우리의 전통음식인 젓갈이나 김치는 기본적으로 많은 소금을 함유하고 있으므로 의식적으로 싱겁게 먹으려고 하는 습관을 들이는 것이 중요하다.

특히 다양한 색의 음식 섭취가 좋다.

과식을 해서는 안 되는 이유는 비만이나 고지혈증을 일으키며 위에 부담을 주고 당뇨 조절을 어렵게 만들기 때문이다. 이를 막으려면 튀긴 음식보다는 삶은 음식, 다양한 색깔의 과일과 채소 등을 먹어야 한다. 기름진 음식이나 육류에는 혈관에 안 좋은 포화지방산이 많으므로 피하고 불포화 지방산이 많은 등푸른 생선이나 식물성 기름을 섭취하는 것이 좋다. 섬유질이 함유되어 있는 신선한 채소와 과일을 많이 먹는 것이 좋다. 웰빙 음식의 개념도 이와 유사한 것이다. 기존의 패스트푸드를 슬로우푸드로 바꾸고자 하는 것도 이와 같은 맥락이다.

여기에 더하여 물을 자주 마실 것을 권한다.

우리 인체의 60~70%는 물로 구성되어 있으며 물은 우리 몸의 여러 화학 반응을 매개하는 구성 분이다. 일부 노인의 경우 요실금이나 전립선 비대증이 있어 의도적으로 일부러 물을 적게 마시려고 하는데 이는 바람직하지 않은 행동이다. 이 경우 탈수 현상을 초래하여 혈액의 점도를 높여 뇌허혈 등의 원인이 되기도 하기 때문이다. 따라서 적당량의 물을 마시는 것이 뇌의 혈액순환을 돕는 길이기도 하다. 심장 건강에 좋고 허리둘레를 관리하는 데 도움이 되는 음식들이 뇌 건강에도 좋다. 세포의 산화를 방지하는 효과가 있는 종합 비타민제를 소량 복용하는 것도 좋다.

■ 치매를 예방하는 식습관

1) 좋은 지방을 섭취하고 나쁜 지방의 섭취를 피하자.
   좋은 지방으로는 오메가-3, DHA, EPA, 리놀렌산 등이 있다. 등푸른 생선, 각종 해산물, 푸른잎 채소, 견과류, 올리브유 등에 많이 함유되어 있다. 나쁜 지방으로는 동물성포화지방(육류, 버터 등), 경화 식물성 기름(마가린, 마요네즈, 가공식품)등이 있다.
2) 항산화 식품을 섭취하자.
   뇌세포를 손상시키는 유해한 작용을 하는 활성산소의 작용을 억제하는 항산화 식품이 치매 예방에 도움이 된다. 블루베리, 브로콜리, 건자두, 건포도, 딸기, 시금치, 근대 등이 항산화식품에 속한다.
3) 비타민을 적절히 섭취한다.
   - 비타민B12나 엽산의 결핍이 기억력을 퇴화시킬 수 있다. 단호박, 굴,

유제품등에 많다.
- 비타민B1은 뇌의 에너지원인 포도당을 연소시키는 작용을 한다. 생선, 살코기, 우유, 현미 등에 많다.
- 비타민B2는 뇌의 대사활동에 필수요소로서 기억력감퇴를 예방하는 작용을 한다. 쇠고기, 콩류, 견과류 등에 많다.
- 비타민C,E는 항산화 작용에 중요한 역할을 한다.

4) 물을 충분히 마시자.
   물은 신체대사의 기본요소다. 1일 6잔 이상 섭취하는 것이 좋다.
5) 편식하지 않고 다양한 색의 음식을 섭취하자.
6) 적게 맛있게 먹자
   과식보다는 소식, 즉 적게 먹는 습관이 치매예방에 도움이 된다.

[COLOR FOOD]

색	자료	성분	작용
빨강	토마토	비타민C,E가 풍부	항산화 작용, 노화방지, 항암효과
	대추	타우린	뇌 활동을 활발
	복분자		신경 독소 물질을 억제, 치매와 뇌졸중을 예방
주황	파프리카		면역증가, 성장촉진, 암이나 관상동맥경화 예방에 효과
	호박	비타민C,E등이 풍부	뇌졸중을 예방
노랑	카레	강황의 커큐민	뇌에 축적되는 독성 단백질을 분해
	생강		뇌에 축적되는 독성물질로부터 신경세포를 보호
	호두, 잣, 밤 등 견과류	불포화지방산 칼슘과 비타민 B군이 풍부	뇌신경을 안정
초록	시금치	항산화 성분	유해산소의 생성을 억제, 기억력 저하와 치매를 예방
	녹차	카테킨	고혈압, 뇌졸중 발생을 줄임 항산화, 항암, 항염증, 피부미용
	미역 등 해조류	요오드, 칼륨	두뇌발달에 연관이 있는 갑상선 호르몬의 재료, 머리를 맑게
파랑	등푸른생선	DHA가 다량 함유	뇌세포를 활성화
보라	가지	폴리페놀 성분	항암, 노화억제, 동맥경화 예방, 혈전예방
	포도, 블루베리, 자두		항산화 작용, 고혈압, 심장병, 치매예방
검정	검은콩, 검은깨, 검은쌀	레시틴 필수 아미노산	기억력을 높여주는 효과가 있어 치매예방뇌를 건강하게

3. 치매 진단과 치료

1) 치매의 진단

치매는 자가진단이 거의 불가능하다.

환자 스스로 이상하다고 느껴질 때는 이미 상당히 진행된 상태이다. 치매의 진단 과정은 치매가 있는가를 판단하는 것과 치매라고 한다면 원인이 무엇인가를 밝히는 단계로 진행한다. 치매의 원인질환은 매우 다양하므로 때에 따라서는 몇 단계에 걸쳐서 검사를 받을 수도 있다.

치매를 진단하려면 첫째, 치매증상이 있어야 하며, 둘째는 뇌경색으로 인해서 발생하는 국소 신경학적 증상이 있어야 하고, 셋째로 이를 증명할 수 있는 CT나 MRI 검사소견이 있어야 한다.

> Q. 간단한 검사로 치매를 진단할 수 있는지?
>
> A. 현재 치매 여부는 의사의 임상적 판단이 가장 중요하다. 어떤 하나의 검사로 치매를 진단하지 않는다. 예를 들어, 간이정신상태 검사만으로 치매를 진단할 수 없고, 유전자검사만으로 알츠하이머병을 진단할 수 없다.

[치매진단의 중요한 요소]

단계	검 사	진 단
1	환자 및 가족과 면담 임상적 병력을 조사	증상 발현과 진행경과와 유형, 과거력, 복용약물 여부, 알콜 중독 유무, 기타 감염력
2	일반적인 신체검사 및 신경학적 검사	원인질환을 파악하여 운동장애나 보행장애, 시력장애 등으로 신경학적 증상 유무를 확인
3	신경심리학적 검사로는 인지기능에 대한 검사	인지기능의 장애유무와 인지장애의 특성 및 뇌의 장애 부위를 예측
4	환자의 상황에 맞는 검사를 선별하여 실시	혈액검사, 생화학검사, 흉부방사선 검사, 소변검사, 심전도 검사, 컴퓨터 단층 촬영(CT) 및 뇌 자기공명영상(MRI)등

가. 조기진단

치매는 조기진단이 중요하다.

치매를 초기부터 치료하면 진행 과정을 늦출 수 있고, 환자의 정상적인 능력을 가능한 한 오랫동안 보전할 수 있다. 더구나 요즘에는 치매가 되기 전 단계인 최소인지 장애환자를 조기에 진단하여 꾸준한 추적관찰로 치매의 발병을 최대한 늦추고 치매가 발병하더라도 초기부터 적절한 약물치료를 할 수 있도록 하는 방향으로 치료의 방향이 바뀌고 있다. 앞으로는 경도인지장애환자를 조기 진단하는 일에 많은 노력을 기울이는 것이 필요하다고 본다. 이를 위해서는 무엇보다도 가족들의 지속적인 관심이 필요한 부분이다.

노인성 알츠하이머병은 서서히 조금씩 진행된다.

때문에 정상노화로 생각하기 쉽다. 단순 건망증과는 다르며 알츠하이머병 전 단계인 '경도인지장애'는 알츠하이머병으로 발전할 가능성이 크다. 경도인지장애가 치매로 발전할 가능성은 PET-CT, MRI등을 통해 뇌의 기능적, 구조적 변화를 보고 기억력검사(신경심리검사)를 통해 짐작할 수 있다.

치매를 예방하고 현명하게 대처하기 위해서는 건망증이 잦아질 때, 치매 클리닉을 방문해야 한다. 현재까지 알츠하이머병의 뇌 병리상태를 되돌리는 약물은 없다. 치매 증상을 조기에 발견해 의사의 진단에 따라 적절한 치료를 받으면 병의 악화를 최대한 막을 수 있다. 뇌의 건강하게 남아있는 부분을 최대한 살리는 방법이 있다.

■ 명절, 치매 조기 발견의 시간

　명절에는 치매 없는 건강하고 우아한 노년을 선물해보는 건 어떨까. 방법은 간단하다. 우선 부모님의 상태를 살펴 전조 증상 여부를 확인한다. 증세는 다양하게 나타날 수 있다. 평소와 달리 기억력이 떨어지셨거나, 같은 질문을 여러 번 반복하시거나, 언제나 설레는 마음으로 기다리게 하셨던 어머니의 음식 맛이 변했을지도 모른다. 또 집안일이 서툴러지시거나, 이유 없이 의심이 늘며 이전과 다른 성격을 보이기도 한다. 이런 증상이 있다면 부모님을 모시고 서둘러 가까운 전문의를 찾아야 한다.

나. 정기검사

치매에 대해서도 검사를 받아야 한다.

아무런 위장 증상이 없어도 40대가 되면 정기적으로 내시경검사를 받는 것처럼, 60세가 넘으면 1년에 한 번 혹은 2년에 한 번은 정기적으로 점검하는 것이 좋다. 특히 치매에 대한 위험인자를 가진 분들은 절대로 정기검사를 소홀히 하면 안 된다.

치매 위험 인자는 가족력이 있는 경우는 치매 위험이 2배 정도 높다. 이런 경우 꼭 정기검사를 받는 게 좋다. 또 고혈압, 당뇨, 고지혈증 같은 만성질환을 중년부터 가진 분들도 치매 위험이 1.5~2배 높으므로 정기적으로 치매를 검사해봐야 한다. 또 우울증이 있는 경우, 스트레스 호르몬이 많이 분비돼 알츠하이머병에 취약한 뇌 부위를 손상시킬 수 있다. 우울증을 장기간 반복적으로 앓은 분들은 치매 위험이 크다. 노년기에 접어들면 정기적으로 검사하는 것이 중요하다. 마지막으로 이런 게 다 없더라도 '내가 작년과 다르다.'는 생각이 들 정도로 1년 사이에 뚜렷한 기억의 변화를 느낀다고 하면 반드시 치매 검사를 받아보는 것이 좋다.

■ 치매 자가 진단표

1. 일상생활에 지장을 초래할 정도로
2. 언어 사용이 어려워졌다.
3. 시간과 장소를 혼동한다.
4. 판단력이 저하되어 그릇된 판단을 자주 한다.

5. 익숙한 일을 처리하는 데 어려움이 있다.
6. 돈 계산에 문제가 생겼다.
7. 물건 간수를 잘못한다.
8. 기분이나 행동에 변화가 왔다.
9. 성격에 변화가 있다.
10. 자발성이 감소하였다.

박기형, 가천대 길병원 전문의 칼럼, https://www.gilhospital.com

2) 치매 평가

첫째, 인지기능 저하를 확인한다. 어떤 인지영역의 장애가 있는지 살펴야 한다. 자세한 검사 결과 기억장애만 있을 뿐 다른 인지장애는 없을 경우, 이를 치매라 하지 않고 기억장애라고 한다. 물론 치매의 정의에 맞지 않는다고 하여 치매가 없다고 안심해도 되는 것은 아니다. 기억장애만 보이던 환자가 치매로 발전할 수 있기 때문이다.

▶ 인지능력

 - 주의집중력 / 시공간능력
 - 전두엽의 집행기능(frontal executive function)
 - 언어능력 및 이와 관련된 기능 : 말하기, 알아듣기, 계산,

이름 대기, 읽기, 쓰기, 행동(praxis), 좌우 지남력 등
- 기억력 : 시각적 기억능력과 언어적 기억능력, 등

둘째, 일상생활능력을 평가한다. 이는 자신을 돌보는데 필요한 기초적인 일상생활 및 사회생활을 유지하기 위해 수행하는 복합적인 일상생활을 독립적으로 수행할 수 있음을 뜻한다. 바텔의 기초 일상활동 평가지표 [Barthel-Activity of Daily Living]나 복합 일상활동 평가지표 [SIADL:Seoul-Instrumental Activity of Daily Living]을 통해 평가할 수 있다.

▶ 일상생활능력

- 신체적 일상생활 능력 (Physical Activites of Daily Living; PADL) 대소변 가리기, 화장실 사용, 세면, 목욕하기, 식사, 옷입기, 이동, 보행, 계단 오르기와 같은 기본적이고 육체적인 기능
- 도구적 일상생활 수행능력 (Instrumental Activities of Daily Living; IADL) 전화사용하기, 물건 사기, 음식장만과 돈 관리 및 재정적인 일 수행, 가사 돌보기, 교통수단이용 및 수준 등을 반영하는 복합적인 기능
- 기본적인 기능 : 양치질, 식사, 화장실 사용, 목욕하기
- 더 복잡한 기능 : 설거지, 빨래, 요리, 돈 관리, 외출, 취미생활

3) 치매 치료

치매의 10~20%는 회복이 가능하다.

가장 흔한 치매는 전체의 약 55~70%를 차지하는 알츠하이머 치매이며 다음이 약 26%의 혈관성 치매다. 가장 흔한 치매인 알츠하이머병과 혈관성 치매는 완치가 어렵다. 하지만 현재는 다섯 가지의 성분이 인정을 받았고, 그중 네 가지의 약물이 처방되고 있다.

병으로 인해 저하된 시냅스 간극의 아세틸콜린 농도를 증가시킴으로써 환자의 인지기능을 향상시키는 '아세틸콜린분해효소억제제'가 대표적이다. 이외에 NMDA 수용체를 억제함으로써 알츠하이머병 환자의 학습 및 기억능력을 증진시키는 'NMDA 수용체길항제'가 치료에 사용되고 있다. 도네페질, 갈란타민, 리바스티그민, 메만틴 등의 약물을 초기에 사용하면 진행을 늦출 수 있다.

치매 중기 때 많이 겪는 우울, 불안, 망상, 환각 등과 같은 증상들도 항우울제, 항불안제, 항정신병약물 등으로 완화시킬 수 있다. 나머지도 조기발견과 체계적인 관리로 증상 완화를 기대할 수 있다. 치매 환자의 이상행동도 조절할 수 있다. 혈관성 치매의 경우도 지속적인 재활치료 및 약물치료를 통해 일부 증상을 완화시킬 수 있다. 알츠하이머병 치료에 쓰이는 콜린분해효소억제제가 혈관성 치매 증상 완화에 도움이 된다는 보고가 있다. 또한, 손상을 받은 부위에 따라 우울, 불면, 성격변화, 감정조절의 어려움 등이 나타나는 데 이 역시 알츠하이머병과 마찬가지로 항우울제, 항불안제 등으로 조절해준다.

치매는 크게 일차성 치매와 이차성 치매로 나뉜다.

일차성 치매란 뇌 자체의 퇴행성 변화로 오는 치매를 가리킨다. 알츠하이머 치매, 파킨슨 치매, 루이소체 치매, 전두측두엽 치매 등이 여기에 해당된다. 이차성 치매는 말 그대로 어떤 질환의 한 합병증으로 발생하는 치매다. 뇌경색이나 뇌출혈로 인한 혈관성 치매, 뇌종양으로 인한 치매, 뇌수두증으로 인한 치매 등이 대표적이다. 뇌종양이나 뇌수두증 등 명확한 원인질환을 개선할 수 있는 경우에는 완치가 가능하다. 다양한 치매의 원인 중 뇌종양, 심각한 우울증, 갑상선 질환, 약물 부작용, 영양문제 등은 일찍 발견해서 치료하면 회복될 수도 있다. 이렇게 볼 때, 치매 어르신 100명 중 5~10명은 완치될 수 있다. 현재로선 증상을 경감시키고 진행하는 속도를 지연시키는 치료법이 최선이다. 포기하지 말고 적극적으로 치료하면 훨씬 더 많이 도움이 된다.

물론 근본적으로 진행 자체를 완전히 멈춰보려는 여러 신약들의 연구개발도 활발하다. 많은 실패가 있었지만, 최근에는 상당히 긍정적인 성과를 보고한 경우도 있어서 머지않은 미래에 좀 더 효과적인 치료제도 나올 수 있을 것으로 기대한다.

퇴행성이 아닌 혈관성 치매로 진단되면 재활운동을 얼마나 잘하느냐에 따라 회복할 수 있다. 또 손상부위가 아주 크지 않다면 상당 부분은 원상에 가깝게 회복될 수 있는 경우도 많다. 일단은 적극적으로 원인이 뭔지를 정확하게 진단하는 것이 중요하다.

4) 비약물적 요법

비약물적 요법의 각종 수단과 매개체를 활용한다.

오늘날 치매 치료의 현실을 보면, 치매 치료제들이 효과가 뚜렷이 입증되지는 못하였다. 인지기능의 개선 및 문제행동이나 정신장애의 완화를 위해 사용하고 있다. 신체적 심리적 정신적인 이상 상태를 복원하여 이를 유지하고 향상시키는 것을 목적으로 한다. 그 종류와 방법 또한 다양하다.

치료 요법	실행방법
음악치료	부르기, 듣기, 연주하기 등
원예치료	관찰하기, 만지고 향기 맡기, 키우기 등
미술치료	그리기, 붙이기, 칠하기 등
운동요법	체조, 요가, 움직이기, 걷기, 기구 운동 등
문예요법	읽기, 쓰기, 이야기하기 등
향기요법	향초 만들기, 향기 명상, 향기 요가 등
회상요법	경험과 과거 사건을 현재화하여 재구성 등
놀이요법	공기놀이, 비석치기, 줄넘기, 종이접기 등

Q. 막상 치매가 의심될 때 어디에 알아봐야 하나?

A. '치매 상담 콜센터'에 전화하는 방법이다. 여기는 24시간 365일 하기 때문에 그냥 본인이 편할 때 언제든 전화하면 도움을 받을 수 있다. 전화번호는 1899-9988이다. '18세의 기억을 99세까지', '99세까지 팔팔하게 살자'는 뜻의 번호다. 사는 곳, 처한 상황, 가정이나 경제상태에 맞춰서 할 수 있는 것을 안내해 준다.

혹시 스마트폰의 '치매 체크' 앱을 내려받아서 설치해 두면 좋다. 치매에 관해서 국가나 사회가 제공하는 모든 서비스를 자기 조건에 맞게 한눈에 찾아볼 수 있도록 도와준다. 본인의 주소지, 나이, 병명, 경제상태만 넣어도 이용 가능한 모든 서비스나 절차를 한 번에 안내받을 수 있다. 진단이나 치매 관련 서비스를 이용하려면 거주지에 있는 치매안심센터를 방문하면 된다. 대부분 서비스는 치매안심센터에서 다 받으실 수 있다. 거기서 직접 받으실 수 없는 서비스는 치매안심센터에서 또 관계 기관으로 연결해 준다.

■ 2주차 프로그램 평가

- 나 자신부터 치매가 발병하기 전 생활습관을 바꾸어 미연에 방지해야겠다.
- 치매에 노출될 확률을 사회학적 특성을 알게 되었다.
- 치매노인의 잔존기능 유지 및 예방활동에 더욱 증진할 수 있다.
- 치매노인에게 대할 때 언어와 비언어적 태도를 중요하게 생각한다.
- 교육 후 행동으로 실천해 보았더니 치매노인의 반응이 부드럽게 달라졌다.

■ 2주차 프로그램 요약 노트

제 3 장 치매 관리

[치매예방·관리 통합교육 3주차 프로그램]

일시		회기	3주차	활동시간	(180분)
주제	치매관리			강사	
교육목적	치매 관련 제도와 관리방법 숙지			장소	
목표 및 기대효과	치매와 관련 제도와 관리방법 숙지를 통해 치매환자 돌봄에 도움				
준비물	교재 및 영상				
교육내용	1교시	[가족이 하는 관리] 　치매 환자의 가족이 알아야 할 사항 　인지운동			
	2교시	[치매 국가책임제] 　치매검진사업 　치매안심센터 　치매 의료비 지원			
	3교시	[치매관련 사회복지] 　노인요양시설 　노인요양서비스 　치매노인보호			
특이사항	- 치매와 관련한 제도를 이해하고 - 치매 돌봄의 자세, 기관과 국가의 역할을 이해하고 활용.				

1. 가족이 하는 관리

사람들은 치매에 걸릴까 두려워한다.

그 이유는 자식들에게 피해를 줄까봐 54.8%, 배우자에게 피해를 줄까 봐 20.8%, 돌봐줄 사람이 없을까 봐 19.3%, 치료비 5.1% 순이다. 치매노인의 주 부양자는 자녀가 55.6% ~ 54.0%를 차지한다. 치매는 병의 진행속도가 느리고, 그만큼 돌봄을 요구한다. 가족은 통계상으로 하루 평균 17.3시간 정도를 치매환자에게 매달리게 됨으로써 고통이 커지고, 삶의 질이 저하되며, 경우에 따라서는 가족이 해체되는 경우에 이르기도 한다.

가족이 치매에 걸리면 어떻게 해야 할까.

가족이라는 의무감으로 집에 모셔 놓고 돌보아야 할까. 인륜과 도덕이라는 이름으로 가족끼리 돌봄을 시작하다가 오히려 환자도, 가족도 모두 더 안 좋은 상황을 맞기도 한다. 우선 치매를 모르기 때문에 제대로 된 돌봄을 제공할 수 없다. 가족은 추억 공유체共有體이다. 상대에 대한 기대치가 크다. 때문에 돌보는 과정에서 쉽게 화를 내거나 실망할 수도 있다. 이런 경우 차라리 남보다 못하다. 가족끼리도 사소한 감정 다툼이 생긴다. 치매 환자의 말을 듣고 형제간에 다툼이 생기기도 한다. 치매는 슬픈 병이다. 그러면서도 냉정한 현실이다. 전문적인 지식과 객관적인 자세로 처음 만나듯 상대를 읽어나가고, 친해 나가야 한다.

1) 치매환자의 가족이 알아야 사항

첫째, 치매는 다시 아기 상태로 되돌아가는 병이라는 것을 알아야 한다. 치매 환자가 된 그분, 당신이 마주하는 그분은 지금까지 같이 살아온 부모님이나 배우자가 아니라는 점을 먼저 새겨야 한다. 새로 태어난 아기다.

둘째, 치매 어르신이 시간이나 약속에 대해 재차 묻는 경우, 바로 정답을 알려 주는 것이 좋다. 생각해보라고 이야기할 필요가 없다. 이런 방법을 전문적인 용어로 '오류배제학습'이라고 한다.

세 번째 주의할 점은 어르신의 기분을 이해하려고 노력하는 것이다. 치매 어르신과 이야기할 때는 눈을 쳐다보고 끝까지 이야기를 주의 깊게 들어주어야 한다. 비록 틀린 말을 하더라도 비난하거나 언쟁을 벌이지 않도록 해야 한다. 마음속으로 느끼고 있을 분노, 슬픔, 당황스러움과 같은 감정을 헤아리려고 노력해야 한다.

넷째, 치매 어르신이 우울증을 겪는지 주의를 기울여 확인해야 한다. 치매 어르신의 30~40% 정도는 우울증을 같이 겪고 있다. 대신, 특별한 원인 없이 여기저기가 아프다고 하거나, 몸이 피곤하고 소화가 안 된다는 등의 신체 증상을 호소하는 경우가 많다. 이 상태가 계속되면 우울증이라고 알아차려야 한다. 우울증을 예방하기 위해 산책이 좋다. 햇빛을 받으며 하루 1~2회 야외 활동을 하는 것이다.

마지막으로 치매 노인의 신체활동에 관한 것이다. 어르신의 능력이 어떤지 알고 있어야 한다. 혼자 집 근처에 산책은 가능한지, 화장실은 갈 수 있는지 등 혼자 할 수 있는 것을 파악하고 있어야 한다. 활용할 수 있게 돕는 것이 중요하다. 하루일과를 적절히 시간에 따라 나누어

규칙적인 생활을 할 수 있도록 계획을 세우는 것이 한 방법이다. 이때 주의할 점은 어르신이 부담없이 즐겁게 할 수 있는 일을 중심으로 일과표를 짜야 한다는 것이다.

2) 치매환자와의 대화

치매의 증상은 인지기능의 저하에만 국한되어 있지 않다.

많은 환자들은 피해 사고, 우울함, 과민함, 성격 변화, 환각 등 다양한 정신심리행동 증상을 보인다. 이로 인해 주변의 가족들도 더 큰 어려움을 겪는다. 치매를 앓고 있는 가족을 돌본다는 것은 단순히 환자가 하지 못하는 것을 옆에서 대신해준다는 것 이상을 의미한다. 수십 년간 한 가족으로 생활하면서 익숙하게 주고받던 대화나 행동을 바탕으로 한 상호작용의 변화가 필요할 수 있다. 알츠하이머 치매의 경우에는 아주 오래전 일에 대해서는 선명하게 기억을 하지만, 최근 일에 대해서 기억이 흐릿해지는 것으로 증상 발현이 시작된다. 환자가 기억하지 못하는 것에 대해서 직면시키거나 기억하지 못하는 내용에 대한 시시비비를 논하는 것은 오히려 환자를 위축시키거나 대화를 다툼으로 번지게 한다.

치매 환자가 불만스럽거나 불편한 상황을 이야기할 때가 있다. 사건의 옳고 그름에 대해서 따져보기 이전에 환자가 현재 이야기하는 감정 상태에 집중하여 그 감정에 대해서 공감하고 지지하는 방식으로 대화하는 것이 도움이 된다. 예를 들면, 환자가 밖에서 자신을 부르는 죽은 어머니의 목소리가 들린다고 이야기를 할 때, 환자에게 어머니는 이미 오래전에 돌아가셨고, 부르는 소리는 실제일 수 없다고 설득하는 것은 좋지 않다. 이보다는 돌아가신 어머니에 대한 그리운 마음에서 비롯된 표현은 아닐까 생각해야 한다. 혹시 어머니가 보고 싶은지 여쭤도 보고, 어머니와의 옛 추억에 한 대화를 유도해 보는 것이 더 좋다.

치매를 앓는 가족과의 대화에서는 환자의 왜곡된 기억을 바로 잡아주는 데 초점을 맞추기보다는 환자가 그 순간 느끼는 감정을 좇아가며 환자와 공감하고 이해를 표현해 주는 것이 중요하다. 또, 환자를 돌보는 많은 가족들이 우울증을 겪을 수 있는데, 이때는 전문가에게 상담을 받고 필요하면 함께 치료를 받는 것이 좋다.

> 3년째 제 외래를 찾고 있는 노부부가 있습니다. 부부는 부인이 알츠하이머 치매를 앓기 시작하면서 제 외래를 찾기 시작하였습니다. 환자의 남편은 젊어서 일에 쫓겨 집안일과 아이들에 대해 소홀했던 것에 대한 후회가 많았습니다. 환자는 평소 온순한 성격이었는데, 치매가 시작되면서 이전과 다르게 과민하고 짜증스러워 하며 불만도 직설적으로 표현하였습니다. 환자의 남편은 부인이 현금으로 자유롭게 쓸 수 있게 돈을 달라고 해서 300만원을 찾아다가 줬지만 환자의 부인은 이틀 만에 돈을 어디에 두었는지 모르고, 돈을 받았다는 사실 자체를 잊어버린 채 다시금 남편에게 불평을 늘어놓았습니다. 남편은 무슨 소리를 하는 거냐며 화를 냈고 다툼으로 번졌습니다. 두 분 사이에 이런 일은 점차 빈번해졌습니다. 환자의 남편도 식욕 부진으로 얼굴은 야위어갔고 밤에도 잠을 제대로 이루지 못했습니다. 결국, 환자의 남편 역시 우울증으로 함께 치료를 받기 시작하였습니다.
>
> 최근에 외래를 찾는 환자와 환자의 남편 모두 이전에 비해 편안해 보입니다. 함께 내원한 환자는 지금도 가끔씩 남편에 대한 불평을 늘어놓지만, 환자의 남편은 묵묵히 듣고 있다가 "그랬었구만, 내가 앞으로 잘 할게."라고 말씀을 하시며 그냥 미소를 지으시고, 그런 남편을 보고 환자도 웃습니다.

3) 인지운동

치매는 뇌에 생기는 문제다.

기억력 저하와 동시에 생각의 전반에 영향을 준다. 결국, 일상생활을 영위하기 힘든 상황이 온다. 현재까지 치매를 완치할 수 있는 치료법은 없는 실정이다. 다행한 것은 대부분의 치매는 진행속도가 빠르지 않기 때문에 생활 속에서 관리를 꾸준히 한다면 쉽게 나빠지지 않는다는 점이다. 운동이나 움직이는 것이 뇌를 깨우는 데 도움이 될 것이라는 점에는 전문가들이 동의하고 있지만, 어떤 운동이 효과적인지에 대해서는 의견이 분분하다. 여기에 더하여 뇌 인지와 신체 운동의 결합된 방법이 매우 효과적이라는 과학적 근거가 나오고 있다.

단순히 운동을 따라 할 때 보다는 먼저 동작을 보거나 사진을 보여주고 그 동작을 이해하고 인지하는 과정을 거친 다음 운동을 하게 하는 방법이 뇌를 보다 효과적으로 깨우는 지름길이다. 이것을 '인지운동치료'라고 부른다. 사진이나 동작을 보고도 그것이 무엇을 하는 것인지를 인지하지 못하면 따라 할 수가 없고, 학습이 이루어지려면 인지하고 이해해야 한다.

다른 사람이 하는 행동을 지켜보는 것으로도 공감학습이 이루어진다. 실제로 과제를 수행할 때 뇌에서 일어나는 활성과 과제 수행을 지켜볼 때 뇌에서 일어나는 활성을 기능적 자기공명영상(fMRI)으로 비교해 보면 매우 유사한 패턴을 볼 수 있다. 또한, 다른 사람의 행동을 지각하고 이해하는 기능을 하는 거울신경mirror neuron의 작용으로 공감학습이 가능하다.

경도인지장애나 치매를 가지고 있으신 사람에게는 생활 속에서 이루어지는 신체활동이 매우 중요하다. 인지운동치료는 행동, 계획, 감정, 성격, 기억인출기능을 담당하는 전두엽, 사진이나 동작을 보고 차이를 인지하는 후두엽을 비롯한 뇌의 많은 부분이 동시에 활성화가 일어난다.

신체활동을 보다 효과적으로 치료에 연결하여 뇌를 효과적으로 깨우는 작업이다. 몸을 움직이는 운동으로 인지과정을 활성화시키는 것이다. 원리만 이해하면 훈련방법은 얼마든지 누구나 쉽게 만들어서 적용할 수 있다. 진행을 늦출 수 있는 신체활동은 다양하다.

2. 치매국가책임제

우리나라 치매환자 수가 70만 명이 넘는 것으로 추산한다.

인구 고령화 추세에 따라 치매환자도 급속하게 증가했다. 치매 문제는 더 이상 한 개인이 감당하거나 남의 일만은 아닌 것이 기정사실화되었다. 내 가족, 내 이웃, 더 나아가 우리 사회가 당면한 문제로 모두의 관심이 모아져야 할 때, 국가에서도 우선 국정과제로 처리하겠다고 나섰다. 환자와 가족의 치료 및 돌봄 비용 부담의 증가에 힘을 보태고자 국가적 차원의 치매관리체계를 구축하겠다는 시도가 문재인 정부가 공약으로 내 건 '치매국가책임제'이다.

치매국가책임제의 주요 골자는 지역사회 인프라를 연계통합 함으로써 치매관리를 체계화할 수 있는 의료 및 돌봄 서비스 전달체계를 구축하고, 치매치료 및 돌봄에 드는 비용에 대해 급여제공을 해 줌으로 국가가 치매환자 가족의 부양부담을 나눠지겠다는 것이다. 지금까지의 치매관리사업에 비하면 획기적인 정책들이 줄을 섰다. 기존 치매지원센터를 모델로 하는 치매안심센터를 전국 205개소 보건소에 신규 설치하여 치매조기발견 및 치매환자 사례관리 서비스를 확대하고, 치매환자 가족지원을 위한 쉼터도 제공한다. 게다가 경제적 부담 완화를 위해 노인장기요양보험 본인부담상한제를 도입하고 치매 치료비용의 건강보험 본인부담률을 10% 이내로 낮추는 파격적인 정책목표도 제시하고 있다. 구체적인 사업 내용은 표와 같다.

[치매국가책임제]

	시행전	시행후	차별점
치매상담·교육	경증환자 1만명	69만명 및 모든가족	치매안심센터 1:1맞춤상담·관리제공
장기요양 보험적용	30만명	69만명(100%)	치매등급판정개선 모든환자에 등급부여
방문요양	10만명	17만명	통합형방문서비스제공 (요양+목욕+간호+상담)
주야간보호	5만명	6~8만명	치매안심형 주야간보호제공
요양시설입소	17만명	18만명	치매안심형 장기요양시설확대
일자리창출		3만6천명	

치매 국가책임제는 치매환자와 가족들의 삶을 바꾸겠다는 야심찬 시도이다. 치매 가구의 국민이 자유롭지 못한 문제를 해결하기 위하여 전국에 252개의 치매 안심센터를 만들어 단기 쉼터 뿐 만 아니라 지속적인 관리를 받을 수 있도록 하였다. 경증 치매 환자 등 환자 모두에게 장기요양서비스를 지원한다.

치매 안심 주·야간 보호시설과 같은 집에서 가까운 치매 보호시설을 늘이고, 통합형 방문서비스를 통해 집에서 이용 가능한 방문형 돌봄서비스를 늘인다. 중증 치매 어르신을 안심하고 맡길 수 있는 장기요양시설을 시군구당 1개 이상, 대폭 설치할 계획이다. 2017년 22개소의 치매전문 장기요양시설이 2022년까지 2,776개소로 늘이겠다는 것이다.

폭력성, 망상 등 이상행동 증상이 심해 가정 돌봄이 어려운 환자를 위한 병원도 76개소로 늘어난다. 가장 큰 혜택은 치매 환자 가족이 요양비, 의료비의 본인부담금을 경감하여 지정병원의 경우 본인부담률을 10% 이내로 하겠다는 것이다. 그 외에 진단검사비용, 복지 용구 급여확대 등을 통해서 가족들도 고통받지 않도록 경제적 부담을 줄인다. 나아가 치매 가족 휴식보장제도, 어르신 실종방지제도, 생애 전환기 국가 치매검진 등으로 환자를 돌보는 가족의 몸과 마음이 지치지 않도록 세심하게 신경 쓰고 있다.

1) 치매검진사업

치매는 다양한 원인에 의해 발생한다. 조기에 발견하여 적절히 치료할 경우 완치 또는 중증 상태로의 진행을 억제시키거나 증상을 개선하는 것이 가능하다. 치매를 치료관리하고 동반된 문제증상을 개선시킬 경우 환자와 그 가족의 고통과 부담을 크게 경감시킬 뿐만 아니라 사회적 비용도 절감할 수 있다. 이에 따라 보건복지부장관은 종합계획에 따라 치매를 조기에 발견하는 검진사업을 시행해야 한다.

만 60세 이상으로 치매 진단받지 않은 모든 주민은 치매 선별검사를 이용할 수 있다. 검진은 치매 가능성이 높은 대상자를 가려내기 위한 선별검사와 치매진단을 위한 정밀검사로 구분되어 실시한다.

[국가건강검진 치매선별검사]

단계	주요 검사	대상 / 목적	목적 및 주요 내용
1단계	치매안심센터에서 간이정신상태 검사 (MMSE-DS)	만 60세이상/ 인지감퇴가 있는지를 평가	무료 : ① 주민등록상 주소지 보건소나 보건소에서 지정한 자치구 치매지원센터에서 ② 도서벽지 등 취약지역의 보건소 방문이 어려운 독거노인, 취약계층노인, 치매 고위험군 노인 등을 대상으로 경로당, 노인복지관, 노인회관, 보건예방교육 등을 통한 찾아가는 치매검사
2단계	진단검사 치매신경인지 검사, 전문의 진료 등	1단계 치매선별검사에서 이상 소견이 발견된 검진 신청자/ 치매가 있는지를 알기 위해	치매안심센터 : 무료 협약병원 : 최대 15만원까지 지원 초과하는 검사비는 본인 부담 치매안심센터 또는 주민등록상 주소지 보건소에서 지정한 협약 병·의원에서 전문의의 진찰과 정밀한 신경인지검사
3단계	감별검사 혈액 검사, 뇌 영상 촬영 등	2단계 치매진단검사에서 치매로 진단된 대상자/치매의 원인질환이 무엇인지를 평가	의원·병원·종합병원급일 경우: 최대 8만원 지원 / 상급종합병원일 경우: 최대 11만원 지원 주민등록상 주소지 보건소가 지정한 협약 병·의원에서 혈액검사와 소변검사 및 뇌영상검사(CT)

- 보건복지부, 〈제3차 치매관리종합계획(2016~2020)〉, 요약

2) 치매안심센터

치매안심센터란 치매예방 및 치매환자 및 그 가족에 대한 종합적인 지원을 위해 시·군·구의 관할 보건소에 설치되어 있다. 주요임무는 아래와 같다.

- 치매관련 상담 및 조기검진
- 치매환자의 등록·관리, 치매등록통계사업의 지원
- 치매의 예방·교육 및 홍보
- 치매환자를 위한 단기쉼터의 운영
- 치매환자의 가족지원사업
- 「노인장기요양보험법」 제22조제2항에 따른 장기요양인정신청 등의 대리
- 그 밖에 시장·군수·구청장이 치매관리에 필요하다고 인정하는 업무

현재 치매안심센터는 각 시군구 보건소(256개)에 설치되어 치매 허브 기관으로 역할을 하고 있다. 치매 환자와 가족의 1:1 상담부터 검진, 치매 쉼터, 가족 카페, 맞춤형 사례관리까지 모든 치매관리서비스를 원스톱으로 제공한다.

■ 치매 쉼터

치매 진단을 받으면 경로당 활동 같은 사회 활동을 못 하게 돼 우울증을 앓기 쉽다. 치매안심센터는 치매 환자 간에 대화도 나눌 수 있고

인지 건강을 유지하기 위한 각종 프로그램에 참여할 수 있다.

■ 치매 전담형 장기요양 시설

형편이 어려운 어르신을 위해 장기요양 서비스의 본인부담금을 줄여주는 제도를 시행하고 있다. 건강보험료 순위 0~25%의 본인부담률은 60% 경감, 순위 25~50%의 환자의 본인부담률은 40% 경감해 요양시설을 이용할 수 있다. 치매 환자의 특성을 고려한 치매 전담형 장기요양 시설은 2022년까지 344개가 개소할 예정이다.

■ 치매 노인 공공후견제

치매로 인해 의사결정 능력이 저하된 어르신이 자력으로 후견인을 선임하기 어려운 경우 지방자치단체장이 치매 어르신을 위해 후견심판을 청구하고 후견 활동을 지원하는 제도이다. 치매 환자가 혜택을 몰라서 받지 못 하는 일이 없도록 권익 보호를 지원하는 사업이다.

■ 치매상담전화센터

치매상담전화센터란 치매예방 및 치매환자 관리 등에 관한 전문적이고 체계적인 상담 서비스를 제공하기 위해 설치되어 다음과 같은 업무를 담당하고 있다.

- 치매에 관한 정보제공
- 치매환자의 치료·보호 및 관리에 관한 정보제공
- 치매환자와 그 가족의 지원에 관한 정보제공

- 치매환자의 가족에 대한 심리적 상담
- 그 밖에 보건복지부장관이 필요하다고 인정하는 치매 관련 정보의 제공 및 상담

3) 의료비 지원

국가와 지방자치단체는 치매환자의 경제적 부담능력을 고려하여 치매 치료 및 진단에 드는 비용을 지원할 수 있다. 지원 대상은 치매로 인한 임상적 특징이 나타나는 사람으로서 의사 또는 한의사로부터 치매로 진단받은 치매환자, 60세 이상, 소득과 재산 등이 기준 중위소득 120% 이하인 사람, 건강보험가입자 및 피부양자 중 치매환자 또는 의료급여수급권자 중 치매환자이다.

지원 한도액은 치매 치료를 위한 진료비와 진료시 처방받은 약제비에 대한 보험급여분 중 본인부담금에 대해 월 3만원(연간 36만원) 한도 내에서 지원받는다.

치매환자 의료비를 지원받으려는 사람은 관할 보건소장에게 다음의 서류를 제출하여 지원 신청을 해야 한다.

- 지원신청서 / 대상자 본인 명의 입금 통장 사본 1부
- 당해 연도에 발행된 치매치료제가 포함된 약 처방전 또는 약품명이 기재된 약국 영수증

Q. 치매에 걸리셔서 거동이 불편한 할머니를 대신해서 약을 사려고 병원을 방문했더니, 3개월치 약을 한꺼번에 처방해 주었다. 약값이 총 8만원이 나왔는데, 매월 지원받을 수 있는 의료비 한도가 3만원이니까 이번에 산 약값 8만원 중에서 3만원만 지원받을 수 있는 것인가?

A. 치매치료비 지원 기준을 보면, 처방 개월 수에 따른 약제비와 진료비를 월 한도 내에서 실비로 일괄하여 지급하도록 하고 있다. 즉, 3개월 치 약을 8만원에 구입했다면, 3개월 동안 받을 수 있는 지원 상한액은 9만원(3개월 X 월 상한 3만원)으로 9만원의 한도 내에서 3개월치 약을 구입한 실비인 8만원 전부를 일괄하여 지원받을 수 있다.

3. 치매관련 사회복지제도

치매 어르신의 보호자들을 면담할 때 많이 받는 질문이 있다. 하나는 요양시설로 모시는 것이 맞는지 이고, 그렇다면 언제 결정하는 것이 좋은지 이다. 또, 가족들이 요양시설로 모시는 것이 치매 어르신에게 나쁜 것이 아니냐고 질문을 할 때, 필자는 오히려 먼저 질문을 한다. '시설에서 전문적으로 모시는 것보다 더 잘 24시간 돌보실 수 있는 자신이 있으신가요?'

요양시설로 모시는 시기는 치매의 진행 정도 보다는 가족들의 여력과 더 관련이 있다. 어르신을 편안하게 안전하게 모실 수 없게 되는 시간이 시설로 옮기는 것을 결정해야 하는 시기이다. 사고가 날 가능성이 있다면 사고가 나기 전에 안전 조치를 하는 것이 필요하다. 자식이 있는데 시설로 모시는 것은 부모님을 버리는 행위가 되지 않을까 걱정한다. 그러한 생각을 했다는 것만으로도 죄책감을 가지는 경우가 많다. 그러다 보니 혼자 계시면 위험해 보이는데도 불구하고 치매 어르신을 집에 혼자 계시게 한다. 이러한 경우가 더 죄책감을 가져야 할 상황이 아닐까 싶다.

집에서 안전하고 편안하게 지내실 수 없는 상황이라면 요양 시설로 모시는 것에 대해 죄책감을 가지기 보다는 부모님께서 더 편히 계실 수 있는 요양 시설을 세심하게 찾는 것이 더 효도가 될 것이다. 적절한 요양시설을 찾기 위해서는 여러 자료들을 기반으로 발품을 많이 파는 것이 중요하다. 여러 군데를 다니다 보면 조건 중에서 내가 놓친 것들을 보게 되기도 하고, 시설들에 대한 간접 경험이 늘어나서 좀 더 현명한 결정을 할 수 있다.

요양시설에 모시느냐 마느냐를 고민할 것이 아니라 어떻게 잘 모시느냐에 더 초점을 맞추어야 한다. 부모님과 우리 가족의 행복을 위해 중요한 결정이 될 수 있을 것이다.

홍나래 교수(한림대학교병원 정신건강의학과)

1) 노인요양시설

노인복지법에 의한 노인관련 사회복지사업을 실시하는 기관을 노인복지시설이라 한다. 노인복지시설의 종류는 노인복지법 31조에 의해, 노인주거복지시설, 노인의료복지시설, 노인여가복지시설, 재가노인복지시설, 노인보호전문기관, 노인일자리지원기관, 학대피해노인 전용쉼터가 있다. 노인복지시설은 65세 이상의 어르신들과 65세 미만의 노인성 질환을 가지고 계신 분들을 대상으로 국민건강보험공단에서 입소 신청을 할 수 있다. 노인의료복지시설의 종류는 노인요양시설(요양원), 노인요양공동생활가정이 있습니다. 노인요양시설(요양원은) 치매·중풍 등 노인성질환 등으로 심신에 상당한 장애가 발생하여 도움을 필요로 하는 노인을 입소시켜 급식·요양과 그 밖에 일상생활에 필요한 편의를 제공함을 목적으로 하는 시설을 말한다. 의사가 상주하는 노인요양병원이 의료법에 의한 의료기관인 점이 다르다.

사회보험은 대상자의 연령이나 노인성 질병 등의 사유로 일상생활을 혼자서 수행하기 어려운 어르신들에게 신체활동 또는 가사활동 지원 등의 장기 요양급여를 제공하는 것이 목적이다. 노후의 건강증진 및 생활 안정을 도모하고 그 가족의 부담을 덜어줌으로써 국민의 삶의 질을 향상하도록 함을 목적으로 시행한다. 입소할 경우 10인 이상의 시설을 노인요양시설이라하고, 9인 이하의 경우는 노인공동생활가정이라한다. 이 둘을 통칭해서 '요양원'이라고도 부른다. 시설에 입소하지 않고 낮시간에만 이용하는 경우를 재가급여라 한다.

노인요양시설에 입소하려면 장기요양등급을 받아야 한다. 원칙적으로 1~2등급을 받은 수급자가 시설을 이용할 수 있다. 장기요양 3·4등급자 중 불가피한 사유, 치매 등으로 등급 판정위원회에서 시설 입소 대상으로 판정받은 사람도 이용할 수 있다. 주로 주수발자인 가족구성원으로부터 수발이 곤란한 경우나 주수발자인 가족구성원으로부터 방임 또는 유기되거나 학대받을 가능성이 높을 때, 주수발자인 가족구성원의 직장, 질병, 해외체류 등의 사유로 수발이 곤란한 때, 독거이며 가까운 거리에 수발할 수 있는 가족 (주수발자)이 없을 때 이러한 판정을 받을 수 있다.

주거환경이 열악하여 시설입소가 불가피한 경우나 치매 등에 따른 문제 행동으로 재가급여를 이용할 수 없는 경우, 치매증상 요건이 확인되지 않았으나 수급자의 문제행동으로 가족의 수발부담이 크고 스트레스가 심한 상태에 있는 때도 특별판정을 받을 수 있다. 장기요양 5등급자의 경우에도 주수발자인 가족구성원으로부터 수발이 곤란한 경우이거나, 주거환경이 열악하여 시설입소가 불가피한 경우, 제출한 의사소견서 및 인정조사표 상 치매로 인한 행동변화가 일정 수준 이상인 경우는 등급판정위원회로부터 시설급여를 인정받을 수 있다.

그 외 부양의 의무자로부터 적절한 부양을 받지 못하는 65세 이상의 자로 피학대 노인이나 긴급조치 대상자 등 시장, 군수, 구청장이 시설 보호가 필요하다고 인정하는 경우도 입소가 가능하다. 또, 입소자로부터 입소 비용 전부를 수납하여 운영하는 경우는 60세 이상의 자도 입소할 수 있다.

노인 장기요양보험 등급이란 사회보험제도를 형평성 있게 실행하기 위해 만든 구분이다. 장기요양 등급을 받게 되면 일반적으로 요양원의 이용금액의 20% 정도 만 부담을 하고 나머지는 장기요양 보험의 혜택을 받을 수 있다. 장기요양등급 신청은 국민건강보험공단에서 신청하면, 공단에서 방문조사를 하고 등급 판정위원회에서 등급을 부여하면서 장기요양 인증서를 발급받을 수 있다. 1등급부터 5등급으로 나누어져 있으며 등급에 따라 개인의 부담금의 차이가 있다.

- **입소 시기**

치매환자는 사랑하는 가족의 손길로 돌보는 것이 바람직하다.
모든 치매환자가 시설에 입소나 입원할 필요는 없다. 그러나 가정에서 돌보는 것이 쉽지 않은 현실이다. 그렇다면 언제쯤 입소나 입원을 해야 할까. 입소 결정은 환자의 안전, 정신행동증상의 정도, 일상생활 능력 저하정도, 영양과 가족의 심리적, 육체적 및 경제적 부담을 종합적으로 고려해야 한다. 신체 상태의 악화보다는 돌봄 요구도 수준이 입소 결정을 내리는데 중요한 이유가 된다. 문제행동, 돌보는 사람의 건강 악화 및 부담 증가, 인지기능 감퇴 등의 문제들이 더해져서 요양시설 입소 시기를 결정한다.

■ 입소를 고려해야 할 시기
- 치매 노인의 생활 안정과 심신기능의 유지 및 향상이 필요할 때
- 가족의 보호를 받을 수 없어 일시적으로 보호가 필요할 때
- 가족이 더이상 환자의 일상생활을 도와줄 수 없을 때
- 치매 노인의 망상과 환각 등 심각한 정신행동 증상
- 타인과 공동생활이 어려울 때
- 치매에 병발된 신체 질환으로 인해 지속적 치료가 필요할 때

■ 요양 시설 선택 방법

요양시설에 모시는 것은 환자를 위한 일이다.

치매환자와 가족이 진단을 받은 후 가장 고민하는 것이 '어디서, 누가 돌보느냐.' 이다. 가장 좋은 장소는 살던 집이라 한다. 현실적으로 쉽지 않다. 부담을 안고 불평하면서 모실 바에는, 제대로 모실 수 없다

면, 요양시설을 적극적으로 활용하는 것이 답이다. 요양시설로 모시는 것은 가족 때문이 아니라 환자 자신을 위해서도 좋다. 아직 일부 사람들이 요양원을 두고 고려장 운운하고 있다. 시설에 있는 노인을 불쌍하게 보고, 자식을 비인륜적으로 몰고 가는 사람도 있다. 그런 자신은 집에서 치매 어르신 모시고 살 수 있는지 묻고 싶다. 집에 있으면, 시간 맞춰 밥 먹고, 약 먹는 것도 어렵다. 같이 시간을 보내줄 사람도 없다. 시설에 가면 해결된다. 대신에 자주 가보고, 시간이 나면 모시고 여행을 다니면서 맛있는 것 먹고, 좋은 이야기 하는 것이 모두에게 덕이다.

치매 노인을 위한 시설은 이름도 다양하며 기능도 약간씩 차이가 있다. 시설이라고 모두가 치매 노인에게 적당한 것은 아니다. 병의 경과에 따라 적합한 시설이 달라질 수 있다. 요양원과 요양병원의 차이는 의사가 있고 없고의 차이다. 치매 증세만 있는 경우에는 요양원이 낫다. 프로그램도 다양하고 좀 덜 심각한 상태의 어르신이 많기 때문이다. 치매 이외에 관리해야 할 질병이 있는 경우는 요양병원으로 모셔야 한다. 경비는 요양병원이 좀 더 든다.

치매 노인의 상태에 따라 거동이 가능한 경증 노인은 주야간 보호 등 재가서비스를 이용하고, 이보다 상태가 심각한 경우에는 요양원 입소를 고려할 수 있으며, 질환으로 인한 치료나 수술 후 재활 등이 필요한 경우에는 요양병원을 이용할 수 있다.

■ 시설 선택시 고려 사항
 - 시설 비용
 - 방문하기 편리한 위치
 - 치매 노인의 증상에 맞는 프로그램

- 건강을 고려한 식단과 간식
- 응급상황이나 치매 정신행동 증상에 대한 대처 방법
- 안전대책
- 시설 직원의 태도
- 입원환자 개인의 권리
- 정기적인 건강체크
- 근무자와 환자의 비율

그 외에도 목욕시설, 휴게시설, 주변 풍경 등도 고려해야 한다. 특히 종사자의 표정, 환자를 대하는 자세, 간병인의 수도 고려해야 한다.

■ 주·야간보호 서비스

부득이한 사유로 가족의 보호를 받을 수 없는 심신이 허약한 노인과 장애노인을 주간 또는 야간 동안 보호시설에 입소시켜 필요한 각종 편의를 제공하여 이들의 생활안정과 심신기능의 유지 향상을 도모하고, 그 가족의 신체적·정신적 부담을 경감시킨다. 생활지도 및 일상동작 훈련 등 심신의 기능회복을 위한 서비스를 주로 한다.

= 이용대상자 : 장기요양급여수급자(1-5등급 또는 인지지원등급) 또는 심신이 허약하거나 장애가 있는 65세 이상(이용자로부터 이용비용의 전부를 수납 받아 운영하는 시설의 경우에는 60세 이상)의 사람으로서 주간 또는 야간 동안의 보호가 필요한 사람이다.

- **서비스 내용**

일상생활지원	취미 오락, 운동 등 여가생활 서비스
일상동작훈련	이동, 체위변경, 기능훈련 (물리치료적 훈련, 작업치료적 훈련, 언어 치료적 훈련 등)
급식 및 목욕서비스	몸청결, 머리감기, 얼굴씻기, 손씻기, 구강관리, 몸단장, 옷 갈아 입히기, 배설, 식사도움
기타 서비스	이동서비스, 가족에 대한 교육 및 상담

- **단기보호 서비스**

부득이한 사유로 가족의 보호를 받을 수 없어 일시적으로 보호가 필요한 심신이 허약한 노인이나 장애노인을 보호시설에 단기간 입소시켜 보호함으로써 노인 및 노인가정의 복지증진을 도모하기 위한 서비스를 제공한다. 이용 대상자는 장기요양급여수급자(1-5등급) 또는 심신이 허약하거나 장애가 있는 65세 이상(이용자로부터 이용비용의 전부를 수납 받아 운영하는 시설의 경우에는 60세 이상)의 사람으로서 월 1일 이상 9일 이하 단기간의 보호가 필요한 사람이다.

서비스 내용은 신체활동지원, 기능 회복 훈련, 그 밖의 일상생활에 필요한 편의를 제공하는 서비스, 그 밖에 노인요양시설 또는 노인요양공동생활가정의 사업에 준하는 서비스 등이다.

- **방문요양 서비스**

가정에서 일상생활을 영위하고 있는 노인으로서 치매로 인하여 신체적·정신적 장애로 어려움을 겪고 있는 노인에게 지역사회에서 건전하고 안정된 노후를 영위하도록 장기요양요원이 가정을 방문하여 신체활동 및 가사활동 등 필요한 각종 서비스를 제공한다. 장기요양요원이란 장기요양기관에 소속되어 노인 등의 신체활동 또는 가사활동 지원 등의 업무를 수행하는 사람을 말한다. 이용 대상자는 장기요양급여수급자(1-5등급) 또는 심신이 허약하거나 장애가 있는 65세 이상(이용자로부터 이용비용의 전부를 수납 받아 운영하는 시설의 경우에는 60세 이상)의 사람으로서 가정에서의 보호가 필요한 사람으로 한다.

※ 노인돌봄서비스, 가사간병도우미, 독거노인생활지도사 등 다른 서비스를 제공받고 있는 사람은 대상에서 제외된다.

- **서비스 내용**

신체활동 지원 서비스	세면도움, 구강관리, 몸 청결, 머리감기기, 몸 단장, 옷 갈아 입히기, 목욕도움, 배설도움, 식사도움, 체위변경, 이동도움, 신체기능의 유지 증진 등
가사활동 지원 서비스	취사, 생활필수품 구매, 청소·세탁·주변정돈 등
개인활동 지원 서비스	외출 시 동행·부축, 일상업무 대행 등
정서 지원 서비스	말벗, 격려 및 위로, 생활상담, 의사소통도움 등

- 방문 목욕 서비스

목욕 장비를 갖추고 재가 치매 노인을 방문하여 목욕서비스를 제공한다. 이용 대상자는 장기요양급여수급자(1-5등급) 또는 심신이 허약하거나 장애가 있는 65세 이상(이용자로부터 이용비용의 전부를 수납 받아 운영하는 시설의 경우에는 60세 이상)의 사람으로서 가정에서 목욕이 필요한 사람이다. 서비스 내용은 목욕준비, 입욕 시 이동보조, 몸 씻기, 머리 말리기, 옷 갈아입히기 등이며, 목욕 후 주변 정리까지를 포함한다.

- 방문간호서비스

방문간호서비스란 간호사, 간호조무사, 치과위생사 등이 의사, 한의사 또는 치과의사의 방문간호지시서에 따라 수급자의 가정을 방문하여 간호 및 처치, 교육, 상담, 구강위생을 제공하는 서비스를 말한다. 간호사정 및 진단, 온·냉요법, 체위변경, 등 마사지, 구강간호, 개인위생 관리 등을 기본 간호서비스로 제공한다. 그 외 서비스로는 간호부분과 투약관리 지도부분이 있다. 간호부분은 비위관 교환, 단순도뇨 및 정체도뇨관 삽입·교환·관리, 기관지관 교환·관리, 산소요법, 욕창치료, 단순 상처치료, 염증성 처치, 봉합성 제거, 방광 및 요도세척 등의 서비스를 말한다. 투약관리 지도부분에는 투약행위 및 투약지도와 주사행위가 있다. 다만, 주사행위는 의사의 처방에 의하여 실시하고, 수액요법은 수액감시와 속도조절 등에 대한 관리 포함한다. 혈액검사 등 검사와 진단은 불가능하다.

방문간호의 부가사업으로 노인허약 예방사업과 방문건강관리 대상자 운동지도 및 교육 사업이 있다. 노인허약 예방사업은 만65세 이상 허약노인에게 운동, 영양, 구강관리, 요실금 및 우울예방, 낙상예방, 폭염, 혹한 등 계절별 건강관리교육을 실시한다. 또, 방문건강관리 대상자 운동지도 및 교육 사업은 만65세 이상 허약노인, 장애인 등 신체적 활동이 부족한 대상자에게 근력강화, 자가관리훈련, 치매예방 등 일상생활 능력향상을 위한 운동서비스를 제공한다.

방문간호 서비스를 받으려면 먼저 장기요양등급 발급받아야 한다. 다음으로 보건복지부에서 지정한 방문간호 센터에 문의·접수하면 된다. 방문간호는 의사의 지시에 따라 처치하는 것이기 때문에 의료법상 방문간호지시서가 꼭 필요하다. 서비스를 받고자 하시는 내용과 횟수 등도 신청시에 상담해야 한다. 요양 수가의 범위 안에서 방문요양은 물론 방문 목욕 등의 서비스를 함께 받으실 수 있다. 단, 같은 시간에 서비스는 불가능하다.

■ 방문간호(방문당)수가

급여제공시간	급여비용 (원)	본인부담금		
		일반대상자	40% 감경대상자	60% 감경대상자, 기타의료급여 수급진자
30분 미만	36,530	5,470	3,280	2,190
30분 이상 ~ 60분 미만	45,810	6,870	4,120	2,740
60분 이상	55,120	8,260	4,960	3,300

(2021.1.1.기준)

■ 복지용구

몸이 불편한 치매 노인의 일상생활·신체활동 지원에 필요한 용구를 제공하거나 가정을 방문하여 재활에 관한 지원 등을 제공하는 장기요양급여로서 「복지용구 급여범위 및 급여기준 등에 관한 고시」에서 정하는 것을 제공하거나 대여해 주는 서비스이다. 이용 대상자는 장기요양급여수급자 또는 심신이 허약하거나 장애가 있는 65세 이상(이용자로부터 이용비용의 전부를 수납 받아 운영하는 시설의 경우에는 60세 이상)의 사람이다. 신청자 중에서 대상자 선정기준에 적합한 사람이 지원대상자로 선정되면 신청일로부터 14일 이내에 그 결과를 통지한다. 서비스 내용은 연간 160만원의 범위 안에서 복지용구를 직접 사거나 대여 받을 수 있다.

■ 노인돌봄종합 서비스

노인돌봄종합서비스란 혼자 힘으로 일상생활을 영위하기 어려운 노인에게 가사·활동지원 또는 주간보호서비스를 제공하여 안정된 노후생활 보장 및 가족의 사회·경제적 활동기반을 조성하기 위한 보건복지서비스를 말한다. 서비스 대상자는 65세 이상으로 다음에 해당하는 노인은 노인돌봄종합서비스를 받을 수 있다.

- 노인장기요양등급 외 판정자
- 노인장기요양 등급 외 A, B
- 가구 소득이 기준 중위소득 160% 이하

- 시·군·구청장이 인정하는 사람
- 장애 1 ~ 3등급 또는 중증질환자
- 차상위계층 이하

※ '차상위계층'이란 수급권자에 해당하지 않는 계층으로서 소득인정액이 기준 중위소득의 100분의 50 이하인 사람을 말한다.

※ 다만, 다음의 어느 하나에 해당하는 사람은 노인돌봄종합서비스 대상자에서 제외된다.

- 연령, 소득기준, 건강상태(장기요양등급 외 A, B, 골절 및 중증질환 수술 등)기준에 적합하지 않은 사람
- 재가서비스사업의 대상이 아닌 사람
- 의료기관에 입원 중인 노인
- 「국민기초생활보장법」 제32조에 따른 보장시설 입소자
- 국고사업에 의해 동일한 또는 유사한 재가서비스를 받고 있는 사람
- 자활근로에 의한 간병서비스, 노인돌봄기본서비스
- 「노인복지법」에 따른 방문요양 서비스와 「노인복지법 시행규칙」에 따른 재가노인지원 서비스
- 노인장기요양보험(저소득층본인일부부담금지원, 특별현금급여, 재가급여, 시설급여)
- 장애인 활동지원 서비스(활동보조 서비스)
- 국가보훈처 복지도우미
- 그 밖에 정부부처·지방자치단체에서 시행하는 사회서비스일자리 사업의 가사간병서비스 등 이에 준하는 재가서비스
- 제공인력의 관계가 친인척인 사람(배우자, 직계 혈족 및 형제·자매, 직계 혈족의 배우자, 동거자)

- **바우처 지원액 사용**

서비스 대상자는 방문·주간보호서비스의 경우는 27시간 또는 36시간에 해당되는 만큼의 바우처를 지원하고, 단기가사서비스의 경우에는 월 24시간 또는 48시간에 해당되는 만큼의 바우처 지원액을 사용할 수 있다. 바우처 지원액을 사용하기 위해서는 매월 일정액의 본인부담금을 납부해야 한다. 서비스를 필요로 하는 본인, 가족 또는 그 밖의 관계인이 신청하거나 사회복지담당공무원이 직권으로 신청할 수 있다. 서비스를 신청하려는 사람은 다음의 서류를 서비스 대상자의 주민등록상 주소지 읍·면·동 주민센터에 제출해야 한다.

- 사회보장급여(사회서비스 이용권) 신청(변경)서
- 개인정보 수집·이용 및 제3자 제공 동의서
- 서비스 대상자의 건강보험증 사본(해당자에 한함)
- 가구원의 소득 증명자료(해당자) : 주민등록표 세대원의 소득증명 자료

신청인은 시·군·구 담당자가 신청일로부터 20일 이내에 서비스 대상자를 선정하면 그 결과를 통지받는다.

- **중증치매 산정특례**

진료비 부담이 높고 장기간 치료가 필요한 질환에 대해 의료비 본인부담금을 낮춰주는 제도이다. 중증치매 환자의 경우 납부해야 하는 본

인부담률은 10%이다. 이용대상은 아래의 세 가지 조건에 모두 해당되는 경우이다.(단, 질환의 특성에 따라 연간 지원 가능 일수가 달라질 수 있다.)

- 영상검사와 신경심리검사에서 해당 치매상병으로 진단
- 임상치매척도(CDR) 2점 이상 또는 전반적퇴화척도(GDS) 5점 이상
- 간이정신상태검사(MMSE) 18점 이하

■ 치매가족휴가제

치매어르신을 돌보는 가족들에게 휴식을 주는 서비스로 연간 6일까지 이용할 수 있다. 치매어르신이 연간 6일까지 단기보호시설 또는 종일 방문요양을 이용하도록 지원하여 간병으로 지친 가족들에게 휴식을 주는 서비스이다.

2) 치매 노인 보호

▪ 치매 노인 지문 등 사전등록제

보호자가 인터넷(안전Dream, www.safe182.go.kr)에서 직접 등록하거나, 관할 지역 경찰관서에 치매환자를 모시고 직접 방문해 언제든지 등록할 수 있다. 길을 잃거나 보호자가 확인되지 않는 치매환자를 경찰에서 보호 시, 이전에는 보호자의 실종 신고가 있어야 신원을 확인할 수 있었지만, 지문 등 사전등록제도의 도입으로 실종 신고가 없더라도 사전등록된 정보와 지문 매칭, 사진(얼굴) 유사도 검색 등 첨단 기술을 활용해 신원을 확인할 수 있다.

▪ 배회감지기(GPS)

배회감지기(GPS)란 위치추적장치(GPS)가 탑재되어 있다. 치매 노인이 보호자를 이탈한 경우 보호자가 5분 단위로 노인의 위치를 실시간 조회할 수 있다. 보호자가 설정해놓은 안심지역 3곳을 이탈할 경우 가족에게 알림 메시지를 전송하여 미연에 사고를 방지할 수 있는 장치를 말한다.

이용 대상자는 노인장기요양서비스 재가급여 수급자로서, 치매증상이 있거나 배회 등 문제행동을 보이는 노인이 이용할 수 있다. 배회감지기는 수급자나 가족이 장기요양급여 인정서와 복지용구 급여확인서를 가지고 복지용구 사업소에 방문하여 신청한다. 기기의 종류는 목에 걸고 다닐 수 있을 정도로 가볍고 작은 사이즈의 목걸이형과 침대 아래나 출입구에 설치해 밟고 지나가면 신호를 보내주는 매트형이 있다.

- 인식표 발급

치매 등으로 인해 실종이 염려되는 노인을 돌보는 가족 또는 본인은 '배회가능 어르신 인식표'를 무료로 발급받을 수 있다. 인식표를 배부받고자 하는 사람은 살고 있는 지역의 보건소나 치매지원센터에 '배회가능 어르신 인식표 신청서'를 제출하여 신청한다. 신청을 받은 보건소·치매지원센터는 실종노인상담지원센터에 인식표 발급을 의뢰하고, 제작이 완료된 인식표는 다시 보건소·치매지원센터로 발송되어 신청인에게 배부된다.

- 성년후견제도

정신적 제약이 있어 사무처리 능력이 부족한 성년자에게 시행하는 법률 지원제도이다. 기존의 금치산·한정치산자 제도를 폐지하고 2013년 7월 1일부터 시행되었다. 본인 혹은 친족, 검사 등의 청구에 따라 법원은 의사의 감정을 통해 성년후견 당사자의 정신상태를 확인하고 당사자에게 진술을 받는 절차를 거쳐 후견인을 선임한다. 선정된 후견인은 피후견인의 재산을 관리하거나 법률행위의 대리권·동의권 등을 행사할 수 있게 된다. 또한 피후견인 스스로 결정이 어려운 경우 의료, 재활, 교육 등의 신상에 관련된 부분에서도 법원으로부터 부여받은 권한으로 결정을 할 수 있다.

성년후견제도에는 법정후견과 임의후견이 있다. 법정후견은 성년후견, 한정후견, 특정후견으로 나뉜다. 성년후견은 사무처리 능력이 지속적으로 결여되는 경우로 대부분의 조력을, 한정후견은 사무처리 능력이 부족한 경우로 일부분에 대해 조력을 받을 수 있다. 특정후견은 일시적 후원이나 특정 사무에 대한 후원이 필요한 경우를 말한다. 그리고 임의후견은 장래 정신기능 약화에 대비해 스스로 후견인을 정하는 것을 말한다.

성년후견제도를 이용하려는 사람은 피후견인의 법적 자격이나 행위능력 제한정도, 후견종료가 쉬운지 여부, 매번 후견개시 절차를 밟을 것인지 여부, 후견계약의 경우 그 유효성에 대한 분쟁발생 가능성이 있다는 점 등 여러 사항을 고려하여 자신의 상황에 적합한 종류의 성년후견을 선택하는 것이 좋다.

▽ 피후견인의 법적 자격을 박탈하지 않거나 행위능력을 제한하지 않으면 본인이나 제3자에게 상당한 위험을 발생시킬 높은 가능성이 없는 한 피후견인의 법적 자격이나 행위능력을 제한하는 후견유형은 가능한 피해야 한다.

▽ 한정후견의 경우 정신적 장애로 인한 사무처리능력의 부족이라는 원인이 소멸하지 않으면 후견이 종료되지 않고 지속된다. 후견인이 사망하거나 사퇴하더라도 다른 후견인으로 대체될 뿐이다. 이처럼 한정후견은 후견종료가 쉽지 않으므로 한정후견을 선택하는 경우에는 신중을 기할 필요가 있다.

▽ 특정후견은 피후견인의 행위능력이나 법적 자격을 박탈하지 않다. 특정후견 처분으로 선임된 후견인은 일정기간만(가령 1년, 3년, 5년 등 피후견인의 필요성을 기준으로 함) 후견인으로 활동한다. 따라서 그 기간이 만료되면 후견의 필요성이 존속하고 있거나 다른 후견의 필요성이 생기더라도 다시 후견개시 절차를 밟아야 한다.

▽ 임의후견의 경우 임의후견계약 자체의 유효성 여부가 다투어질 위험이 있다.

■ 4차 국가치매관리종합계획은 내실화에 초점

2021년부터 제4차 국가치매관리종합계획이 5년간 진행된다. 4차 계획의 기본 목표는 지난 1~3차 계획에서 제시됐던 정책을 내실화하고, 부족한 점을 보완하는데 초점이 맞춰질 예정이다.

정부는 2008년 8월 '치매와의 전쟁'을 선포했다. 이를 계기로 치매를 국가 차원에서 관리하기 위한 국가치매관리종합계획을 매 5년마다 수립하고 있다. 1차 계획의 목표는 노인의 편안하고 인격적인 삶을 목표로 건강증진사업과 연계, 치매 유형별 맞춤형 관리 등이 기본 방향이었다. 2차 계획은 치매의 예방·발견·치료·보호를 위한 체계적 기반 구축, 치매환자와 가족의 삶의 질 향상 및 노년의 불안감 해소, 치매에 대한 올바른 이해 및 사회적 관심 제고를 정책 목표로 설정한 바 있다. 3차 계획은 지역사회 중심의 치매 중증도별 치매치료·돌봄, 치매환자의 권리·안전보호와 가족 부담경감 중심의 지원체계 마련이 주요 목표였다.

4차 계획에서는 신규 정책 설계보다는 기존 정책의 내실화로 잡고 있다. 계획의 세부 내용으로는 ▲치매 돌봄 ▲치매 가족지원 ▲치매 예방 및 인식 개선 ▲치매 연구 및 통계 등으로 구성될 예정이다.

■ 3주차 프로그램 평가

- 치매환자의 신체적·정신적·경제적 부담으로 부양자와 환자와의 관계에서 문제가 많이 발생한다.
- 치매로 인한 사회적 문제가 크다.
  노인요양시설의 중요성을 알게 되었다.
  국가의 치매 관련 정책과 지원 내용을 이해하게 되었다.

■ 3주차 프로그램 요약 노트

제 4 장　치매 돌봄

[치매예방·관리 통합교육 4주차 프로그램]

일시			회기	4주차	활동시간	(180분)
주제		치매유형별 증상과 대처방안			강사	
교육목적		치매유형별 환자에 대한 대처방안, 환자 및 가족과의 소통				장소	
목표 및 기대효과		치매유형별 증상 사례와 치매환자 대처능력, 소통법				
준비물		음악, ppt					
교육내용	1교시	[초로기 치매] 　초로기 치매의 정의와 예방 [노인성 치매] 　노인성 치매의 증상과 치료					
	2교시	[치매의 증상] 　치매의 단계별 증상 　치매로 인하여 나타나는 현상					
	3교시	[치매 돌봄] 　치매 어르신을 대하는 마음 　존엄을 유지하는 돌봄 　교감하는 돌봄 [치매 환자의 소통] 　소통하는 돌봄 　치매 환자와 대화하는 방법					
특이사항		치매 환자별로 보이는 증상은 다양하고, 그 돌봄 방법도 다양하다. 먼저 그들도 감정은 살아있음을 숙지하고 나와 같은 정상인과 동등한 인격체로 접근한다. 치매유형별 사례를 보고 치매노인의 강점을 살려 대응방안을 모색 해야겠다고 토론함.					

1. 초로기 치매

젊은 치매도 있다.

누구나 물건을 어디 두었는지 잊는다. 금방 하려던 일이 무엇이었는지 생각이 안 난다. 약속 날짜를 깜빡하거나 아는 사람의 이름이 생각나지 않는다. 자신이 해야 하는 일상의 일을 깜박하곤 하지만 사소한 기억의 소실에 대해 별로 신경 쓰지 않는다. 단순히 건망증 또는 노화로 생각한다. 잊어버리는 증상이 반복적으로 나타나면 치매를 의심해봐야 한다. 이러한 일을 겪는 사람은 노인이 아니다.

대개 65세 미만, 주로 40~50대의 이른 나이에 오는 치매를 초로기 치매라 한다. 중앙치매센터의 '2018 대한민국 치매 현황'에 따르면 우리나라 전체 치매 환자 중 65세 미만 환자인 젊은 치매[초로기 치매] 환자 수는 약 7만 명 정도이다. 전체 치매 환자의 9.7%를 차지하고 있다. 아직도 몸은 팔팔한데, 한참 사회생활을 할 나이인데, 치매에 걸리는 것이다.

초로기 치매는 노인성 치매보다 더 무섭다. 상실감을 크게 느낀다는 점, 타격이 크다는 점에서 그렇다. 가족력이 있는 경우가 많고 진행속도가 빨라 예후가 좋지 않다. 젊은 사람이니 사회경제적인 비용 측면에서의 손실도 말할 수 없이 크다. 가정이 무너지고, 한 인생이 무너진다. 어떤 경우에는 살인을 부르기도 하고, 자살을 부르기도 한다. 상식도, 지식도, 준비도 없이 오로지 살아가는 데만 매달렸다. 치매가 무엇이고, 어떻게 예방하고, 어떻게 대비하고, 받아들여야 할지 모르고 살았다. 알아야 비극을 막을 수 있다.

1) 초로기 치매 정의

초로기는 45세에서 65세의 노년에 접어든 초기를 뜻한다.

이때 발병하는 치매를 초로기 치매라고 한다. 노인성 치매와 다른 특징이 있다. 인지기능 및 일상생활 수행능력의 저하가 생산적 활동이 가능한 연령대에 나타나기 때문에 환자는 직업을 잃거나, 이로 인한 경제적인 어려움을 겪게 될 가능성도 높다. 노년기 치매에 비해 초로기 치매에 대한 사회적인 안전망이 미비하고, 그에 따라 환자와 보호자가 경험하는 스트레스와 좌절감이 더 클 수 있다.

2) 초로기 치매 원인

필름이 끊긴 현상이 반복된다면 초로기 치매의 위험이 높다.

초로기 치매는 알츠하이머 치매, 혈관성 치매, 전두측두엽 치매, 알코올성 치매 등이 대표적인 원인으로 알려져 있다. 특히 알츠하이머병과 전두측두엽 치매가 대표적이다. 둘 다 비정상적으로 생긴 단백질(아밀로이드)이 쌓여 뇌세포를 파괴하는데 알츠하이머는 기억력을 담당하는 뇌의 뒷부분 세포(해마)가, 전측두엽치매는 뇌의 앞과 옆 세포가 먼저 파괴된다. 가족력이 있는 경우 발병이 흔하며 부모 중 어느 한 쪽이 상염색체우성 알츠하이머병 유발 유전자를 가지고 있는 경우 자녀에게 유전될 확률이 50% 가까이 된다고 알려져 있다.

혈관성 치매는 뇌혈관이 막히거나 음주 등 나쁜 생활 습관에 의해 발생되는 치매이다. 특히 초로기 치매 원인의 약 10% 정도는 음주가 원인이다. 최근 젊은 치매환자가 늘어나는 이유로는 혈관질환, 스트레스, 우울증 때문으로 추정된다. 고혈압·고지혈증·당뇨병·심장병 등이 있으면 뇌의 혈관에 영양과 산소가 제대로 공급되지 않아 뇌세포가 서서히 파괴된다. 또 스트레스 등이 뇌세포(해마)를 감소시켜 치매 위험을 높인다. 20~30대 치매는 유전적 요인이 강해 가족 중에 치매 환자가 있다면 유전자(아포지단백 4형) 검사를 하는 것이 좋다.

3) 초로기 치매의 증상

초로기 치매는 노인성 치매에 비해 진행이 더 빠르다.

초로기 치매의 증상은 노인성 치매와 크게 다르지 않다. 잘 다녔던 길이나 물건을 둔 곳이 기억나지 않아 한참 뒤에 찾게 되는 등의 현상을 겪는다. 하지만 나이가 젊다는 이유로 초기에 알아채지 못하고 이미 치매가 많이 진행된 뒤에 병원을 찾는 경우가 많다.

초로기 치매가 진행 중일 때는 기억, 이해, 판단, 계산능력이 둔감해지는 등 일상적인 생활이 어려워진다. 일 처리가 느려지는 이상 증세를 보인다. 일반적으로 노년기 알츠하이머 치매는 최근 기억력 저하로 증상이 시작되어 이후 주의력, 언어, 시공간 능력이 떨어진다. 마지막에 전두엽 행동장애가 나타나는 진행과정이다. 초로기 알츠하이머 치매는 초기에 두정엽 증상이나 언어능력 저하와 같이 비전형적인 증상이 나타나는 비율이 22~64%로 진단이 어려운 경우가 많다. 특히 초로기 치매의 경우 젊은 나이에 치매라는 생각에 쉽게 정신적으로 위축되고, 퇴행성 뇌 변화가 빠르게 올 수 있어 주변의 관심과 도움이 필요하다.

4) 초로기 치매의 유형

■ 알츠하이머 초로기 치매

초로기 치매의 원인질환 중 알츠하이머 치매가 1/3을 차지한다.

초로기 알츠하이머 치매는 노년기 알츠하이머 치매와 비교하여 시공간 지각능력의 손상이 많이 나타난다. 초로기 치매의 원인으로서 알츠하이머 치매를 감별할 때에는 가족성 알츠하이머 치매와 비가족성 알츠하이머 치매를 구분하는 것이 중요하다.

가족성 알츠하이머 치매는 비가족성 알츠하이머 치매보다 빠른 진행 경과를 보이고, 더 어린 연령에 발병하며, 기억력 저하가 두드러지게 나타난다. 또한 가족성 알츠하이머 치매 환자는 두통, 근간대경련, 보행장애, 경련의 증상이 비가족성 알츠하이머 치매에서보다 빈번하게 나타난다. 이러한 가족성 알츠하이머 치매는 전체 알츠하이머 치매의 약 1% 정도인 것으로 알려져 있다.

■ 혈관성 초로기 치매

혈관성 치매는 초로기 치매의 원인 질환 중 두 번째로 흔한 경우다. 어린 나이에 뇌졸중이 발생하고, 전조를 동반한 편두통이 흔하게 나타나며, 뇌 MRI에서 백질 병변이 보다 광범위하고 다양하게 나타난다는 특징이 있다.

■ 전두측두엽 초로기 치매

전두측두엽 치매는 초로기 치매의 원인 질환 중 세 번째로 높은 비율을 차지한다. 평균 45세에서 65세 사이에 발병하는 것으로 알려져 있으며, 평균 생존기간은 증상 시작부터 6~11년, 진단받은 때부터 3~4년으로 추정된다. 알츠하이머 치매와 달리 초기부터 성격 변화와 행동 이상으로 나타나는 특징이 있다.

■ 알코올성 초로기 치매

알코올성 치매는 초로기 치매의 원인 질환 중 4번째의 비율을 차지하고 있다. 50대부터 뇌 위축이 시작하여 이에 동반된 인지저하도 정상 노화 과정보다 이르게 나타난다. 알코올성 치매에서 나타나는 인지저하는 자서전적 기억의 감퇴와 작화증作話症이 동반되며, 신경학적 증상으로서 보행장애가 있을 수 있다. 금주 뒤에 회복되는 경과를 보일 수 있다. 알코올성 치매의 뇌 영상 소견으로는 전반적인 뇌 위축 양상과 함께 전두엽 부위의 위축이 동반된다.

5) 초로기 치매의 예방

치매는 기억력, 인지력을 관장하는 대뇌에 뇌신경세포 손상이 생기면서 나타나는 질병이다. 치매와 관련된 약은 많이 나와 있긴 하지만 약으로 얻을 수 있는 효과는 제한적이다. 때문에 약물에만 의존하기보다는 생활습관을 함께 개선해야 효과가 있다. 초로기 치매는 음주, 흡연, 대화, 식생활과 밀접한 관계가 있다. 가까운 거리는 걸어 다니는 것이 좋고, 취미 활동을 하는 것도 도움이 된다.

■ 초로기 치매 예방 수칙
1. 고혈압, 당뇨, 심장병, 높은 콜레스테롤을 치료한다
2. 과음, 흡연을 하지 않는다
3. 우울증을 치료한다
4. 즐겁게 할 수 있는 일이나 취미활동을 지속한다
5. 머리 부상을 주의한다
6. 약물 남용을 피한다
7. 환경이나 생활방식을 급격하게 바꾸는 혼란을 피한다
8. 의식주는 독립심을 갖고 스스로 처리한다
9. 체력에 맞게 일주일에 3일 이상 하루 30분 이상 운동을 한다
10. 건강한 식생활을 한다

6) 초로기 치매의 치료

초로기 치매는 평가를 통해 조기에 원인을 감별하고 치료를 시행하는 것이 중요하다. 비타민 B12, 엽산 결핍과 갑상선 저하와 같은 대사성 질환과 정상압 수두증, 우울증으로 인한 인지저하는 조기에 치료가 가능한 대표적인 원인 질환이다. 비가역적인 원인으로 인한 치매는 그에 상응하는 약물, 비약물적 치료를 시행해야 한다.

경도의 우울 증상, 배회 증상, 반복적인 질문 등은 비약물치료에 반응을 보일 수 있다. 환자의 증상이 악화되는 환경적, 대인관계적인 요소들을 면밀히 파악하여 환자의 스트레스의 정도를 감소시키고, 환자에게 익숙한 환경을 유지하며, 환자가 쉽게 이해할 수 있고 편안한 방식으로 의사소통을 하는 것이 중요하다.

2. 노인성 치매

경제 성장과 의학의 발달로 인구의 고령화가 진행됨에 따라 전체 인구 중에서 노인 인구가 차지하는 비율이 점점 높아져 우리나라에서 2000년에는 65세 이상의 인구가 전체 인구의 7%였으나 2017년에는 14%를 기록했다. 국내 치매 환자 수는 현재 70여 만명으로 집계되고 있다. 본격적인 고령사회를 맞아 치매 환자 수는 앞으로 더욱 크게 늘어날 전망이다.

1) 노인성 치매의 원인

치매는 어느 한 가지 병이 아니다.

결과적으로 뇌 기능의 손상을 일으킬 수 있는 모든 질환이 전부 치매의 원인이 될 수 있다. 대개 알츠하이머병이라고 하는 원인 미상의 신경 퇴행성 질환이 약 50~60%를 차지한다. 다음으로는 뇌의 혈액 순환 장애에 의한 혈관성 치매가 20~30%를 차지한다. 나머지 10~20%는 기타 원인에 의한 치매라고 볼 수 있다.

　퇴행성 뇌 질환이란 아직까지 뚜렷이 원인을 알 수 없다. 다만, 신경계의 신경세포들이 소멸되어 점차 뇌기능이 떨어지는 것을 말한다. 대개 언제부터인지 모르게 시작되어 점진적으로 진행되므로 발병 시기를 명확히 알 수 없는 경우가 많다. 두뇌의 수많은 신경세포가 서서히 쇠퇴하여 없어지고 결국 뇌 조직이 줄어들게 된다. 이런 퇴행성 뇌 질환은 원인을 잘 모르거나 복합적인 요인이 얽혀 있어 구체적인 치료법이 없는데 알츠하이머병이 대표적이다.

　알츠하이머병에서는 환자의 뇌에서 특징적인 신경반(아밀로이드반)이라고 하는 병변이 현미경 상에서 보이게 된다. 이 신경반은 베타아밀로이드 단백질이라고 하는 비정상적인 단백질이 서로 뭉쳐서 만드는 것으로 알려져 있다. 한편으로 비정상 타우 단백질이 응집된 신경섬유 매듭이 뇌신경세포 안에서 생겨 결국 뇌세포를 파괴하는 것으로 알려져 있다.

　또 한 가지 중요한 치매의 원인으로는 뇌 혈액순환의 장애로 생기는 혈관성치매이다. 원래 뇌세포는 우리 몸의 세포 중에서도 가장 활발히 혈액 순환이 이루어져 충분한 영양분과 산소가 공급되어야 하는데, 고혈압 또는 당뇨병 등에 의해 뇌혈관이 막히게 되어 뇌혈류가 차단되면 뇌경색이 생기고 이것이 반복적으로 발생하면서 치매를 일으키는 것이다.

2) 노인성 치매의 증상

치매는 기억력 감퇴뿐만 아니라 지적 기능의 지속적인 감퇴가 초래된다.

언어능력, 시공간 파악능력, 인격 등의 다양한 정신 능력에 장애가 발생한다. 가장 흔하다고 알려져 있는 알츠하이머형 치매를 중심으로 크게 인지기능의 장애, 정신증상의 출현으로 나누어 알아보자.

가. 인지기능의 장애

- **기억 장애**

대부분의 치매 특히 뇌의 신경세포의 퇴행성 손상으로 인해서 발생하는 치매의 경우 초기에 기억 장애가 발생하는 경우가 많다. 환자는 새로운 정보를 학습할 수 있는 능력이 감소되기 때문에 대개 최근에 있었던 일들에 대한 기억부터 소멸되는 것이 특징이다. 아파트 열쇠를 자주 잊어버리거나 물건을 잘 보관해 두고는 찾지 못하는 경우가 발생하기도 하며 가스스토브에 음식을 올려놓았다가 깜빡 잊고 태우거나 중요한 약속을 잊어버리는 경우가 발생하기도 한다.

이러한 초기 증상은 노인성 건망증과 유사하기 때문에 전문적인 진찰을 받지 않으면 구분이 어렵다. 점차 질병이 진행하면서 옛날 기억도 상실되어 일상적인 가전제품을 제대로 사용하지 못하거나 음식 만드는 방법을 잊어버리며, 돈 계산도 잘 못하는 경우가 발생하기도 한다. 심하면 자녀들의 이름, 순서도 제대로 말하지 못할 뿐만 아니라 나

중에는 자신의 이름, 생년월일, 태어난 곳과 현주소, 과거 직업, 출신학교 등 기본적인 인적 사항을 까맣게 잊게 된다.

■ 언어 장애

대부분의 치매에서 언어기능의 장애가 흔히 동반된다. 알츠하이머병의 경우 초기에는 정확한 단어를 대지 못하는 명칭실어증이 발생하는 것을 볼 수 있다. 가족들이 보기에 내용은 알고 있는 것 같은데 정확한 단어를 대지 못하고 우물우물 하거나 발음이 비슷한 엉뚱한 단어를 대기도 한다. 대화의 흐름은 유창할 수 도 있지만 전체적으로 같은 이야기만 자꾸 반복한다든지 별 내용이 없는 말만 하는 수가 많다. 본인이 자발적으로 의사 표현을 하는 일이 상당히 줄어든다. 묻는 말에만 겨우 대답한다. 질병이 어느 정도 진행되면 단어 구사의 장애가 심해져 무슨 의미인지 파악하기 어렵다. 이해력이 떨어져 동문서답을 하는 경우도 보인다. 말기에는 전혀 말을 하지 않거나[함구증緘口症], 마치 말더듬이처럼 한 단어나 구절을 계속 반복하는 현상 등도 나타날 수 있다.

■ 시공간 파악 기능의 장애

시공간 파악 능력은 현재의 위치, 방향, 거리감각 등을 총체적으로 파악할 수 있는 능력을 말한다. 환자가 익숙한 장소에서 방향을 헷갈리거나 길을 잃어버리는 경우 시공간기능 장애가 있지 않은지 의심해야 한다. 자세히 알아보기 위해 여러 가지 심리검사(그림을 보여주면서 그려보게 하거나 시계 그리기 검사)를 통해서 시공간 파악 능력을 조사하게 된다.

- **전두엽 수행능력 장애**

사람의 뇌 앞부분을 전두엽이라고 한다. 이 부위는 상당히 복잡한 기능을 가지고 있다. 추상적인 판단을 한다. 복잡한 문제의 해결이나, 다른 사람들의 기분이나 행동을 이해하고 이에 적절히 반응하는 일은 전두엽 기능에 해당한다. 따라서 이런 전두엽의 신경세포들이 손상되면 참을성이 없어지거나 목적 없는 행동을 반복한다. 주변 사람들의 반응에 대해 무관심하거나, 충동적인 행동을 하게 되는 등 성격적인 변화가 나타난다. 알츠하이머형 치매에서도 전두엽 또는 관련 뇌 회로의 손상으로 인해 전두엽 수행능력이 초기부터 떨어지는 경우가 종종 있으나 혈관성 치매 초기부터 많이 보인다.

나. 정신증상

치매가 진행되면서 2차적으로 기분의 장애, 망상, 환각, 행동 및 성격의 변화 등이 흔히 발생한다. 어떻게 보면 치매환자를 돌보는 보호자에게는 환자의 기억 감퇴나 방향감각 상실보다는 이러한 망상증妄想症, 과격한 행동, 성격의 변화 등이 더욱 고통스럽게 느낄질 수 있다. 이에 대한 적절한 치료가 이루어지지 않으면 환자를 돌보는데 상당한 어려움이 따른다. 결국 집에서 환자를 돌보기를 포기하고, 치료기관이나 요양기관에 보낼 수 밖에 없는 원인이 되기도 한다.

- **기분장애(정동장애)**

치매에는 불안, 우울증, 조증(오히려 기분이 들떠서 행동이 과격하고 산만해 지는 현상), 심한 감정의 기복, 짜증 증상들이 흔히 동반된다. 특히 혈관성 치매에서는 우울증을 흔히 동반한다. 기억력 감퇴나 언어 장애와 같은 인지기능 장애 증상보다 먼저 나타나는 수도 있기 때문에 정확한 감별 진단이 중요하다. 혈관성 치매에서는 약 50% 이상에서 우울증이 발생할 수 있다고 알려져 있다. 이보다는 덜 하지만 알츠하이머형 치매에서도 자주 우울 증상이 동반될 수 있다.

■ 망상

알츠하이머형 치매 환자의 30%~40%, 또 혈관성 치매 환자의 40% 정도가 질병이 경과하는 도중에 망상이 발생할 수 있다. 망상이란 잘못된 내용을 굳게 믿고 있는 현상으로서 주로 피해망상이 많으며, 특히 흔히 발생되는 것은 누가 우리 집에 몰래 들어와 물건을 가져가 버렸다고 믿는 '도둑망상'이다. 그 외 '아내가 바람을 피운다', '이곳은 내 집이 아니니 내 집으로 보내달라', '집안에 누군가 낯선 사람이 있다'는 등의 망상 내용을 호소하기도 한다. TV화면에 나오는 사람이 실제로 앞에 있는 것으로 생각하고 화면을 보고 대화를 나누는 현상을 보일 때도 있다. 이런 치매 환자들의 망상은 대개는 망상의 내용이 짜임새가 적고 쉽게 변하기도 하기 때문에 환자의 관심을 다른 데로 유도하면 사라지는 경우가 많고 상황에 따라 내용이 잘 변하기도 한다.

■ 환각

환각은 혈관성 치매나 대사성 질환, 혹은 섬망譫妄[급격한 정신 혼동 상태] 등에서 잘 생기는 것으로 알려져 있다. 전체적으로 봐서는 발생 빈도는 낮은 편이다. 알츠하이머병에서는 약 20% 정도에서 발생하는 것으로 알려져 있다. 주로 실제 없는 사람이나 동물이 보인다는 환시의 형태로 나타나는 경우가 많다. 이런 환각은 별다른 신체적 질환이나 원인 없이 발생하기도 하고 약물에 의한 부작용, 신체적 질환에 의한 대사 장애 때도 흔히 생기기 때문에 주의 깊은 신체적 검사와 진찰을 필요로 한다.

■ 행동 이상

가장 흔히 발생하는 행동상의 장애는 환자가 공격적으로 된다거나 반복적인 과잉 행동을 보이는 경우다. 공격적 행동은 약 20%~60%의 치매 환자에서 나타난다. 단순히 상대방에게 화를 내는 정도에서부터 급작스럽게 가족이나 보호자를 때리는 등의 폭력적인 변화로 나타날 수도 있다. 자신의 머리카락을 뽑거나 벽에 자신의 머리를 부딪치는 등의 자해적 행동을 보이는 경우가 있다. 때로는 환자들이 잠시도 가만히 있지 않고 아무런 목적 없이 계속 왔다 갔다 하면서 같은 행동을 반복하는 경우가 있다. 책상 서랍을 열었다 닫았다 하거나, 옷을 개었다가 다시 헝클어 놓기도 하고, 가재도구를 계속 여기저기 옮겨 놓는 등의 행동을 보일 수도 있다. 음식을 자제하지 못해 하루 종일 먹을 것을 요구하기도 하고 개인위생에 대한 관념이나 습관이 없어져 씻지 않으려 하거나 고집을 부리기도 한다.

3) 노인성 치매의 치료

치매의 치료는 일으키는 원인질환을 밝혀내는 것이 중요하다.

치매의 원인질환은 지금까지 알려진 것만도 90여 가지이다. 이 중 근본적인 치료가 가능한 치매는 대략 10~20% 정도이고 정상압수두증, 만성경막하출혈, 갑상선기능저하증, 양성 뇌종양, 매독, 비타민 결핍증 등에 의한 치매가 있다. 이런 경우는 적절한 내과적 혹은 외과적 치료를 해 주면 짧은 시간 내에 완치를 기대할 수 있다. 그러나 나머지 80~90%는 치료가 만만치 않거나 증상을 완화 시키는 수준에 머무르고 있다. 대표적인 것이 알츠하이머병과 혈관성 치매이므로 이 둘을 중심으로 치료방법에 대해서 알아보자.

■ 알츠하이머 치매의 치료

알츠하이머병은 뇌신경세포가 점점 소실되면서 뇌 신경전달물질의 하나인 '아세틸콜린' 결핍이 발생하여 생긴 병이다. 이 물질은 기억과 학습이라는 뇌 작용에 긴요하게 쓰이는 것이다. 이것이 부족하게 되면 기억력 장애를 위시한 인지기능장애가 생긴다. 알츠하이머병의 주된 치료는 바로 이러한 아세틸콜린의 부족을 해소하는 것으로 아세틸콜린이 뇌 안에서 분해되는 것을 막아주는 '(아세틸)콜린분해효소 억제제' 약물을 많이 사용한다. 또한 글루타메이트라는 뇌신경전달물질로 인한 뇌세포의 흥분성 뇌손상을 방지하는 '메만틴(에빅사)' 이라는 약이 알츠하이머병의 치매 증상 치료제로 쓰이고 있다.

- **혈관성 치매의 치료**

우리나라를 포함한 동양권에서는 혈관성 치매가 알츠하이머병 못지않게 중요한 치매의 원인질환이다. 알츠하이머병과 달리 제때 발견해 치료하면 치매가 진행하는 것을 막을 수 있다. 혈관성 치매는 기본적으로 뇌졸중(중풍)으로 뇌혈관이 막혀 뇌조직이 상하는 뇌경색이 여러 차례 발생하다 보면 뇌 기능이 많이 떨어져 결국 치매로 나타나는 것이다. 대개 고혈압, 당뇨병, 흡연, 심장질환 등이 위험인자로 작용한다. 치매 치료를 위해서는 이들 위험인자를 평소 잘 조절하고 뇌혈관을 막는 혈전이 생기지 못하도록 아스피린, 쿠마딘 같은 혈전 방지제를 쓴다. 뇌졸중 환자 치료와 다를 바가 없다. 일부 혈관성 치매 환자의 경우 '아세틸콜린'이라는 신경전달물질이 뇌에 부족해지므로 이를 해소시키고자 콜린분해효소 억제제를 사용하기도 한다.

- **경도 인지장애의 치료**

요즘은 치매 증상을 보이기 전 단계인 '경도인지장애'에 많은 관심이 쏠리고 있다. 기억력만 정상인보다 떨어져 있을 뿐 아직 모든 일상생활을 스스로 독립적으로 하고 있는 상태를 말한다. 경도인지장애 환자는 정상인에 비해 치매로 진행할 확률이 10배 정도 높은 것으로 알려져 있다. 치매가 될 사람을 치매로 넘어가기 전에 발견해서 선제적으로 치료한다면 치료 효과를 극대화시킬 수 있다. 경도인지장애가 어떤 의미에서는 치매 치료를 위한 '골든 타임golden time'이라고 할 수 있다. 더 나아가서는 경도인지장애 이전에 알츠하이머병의 뇌 병리를 가지고 있으나 아직 무증상인 사람들을 조기에 발견해 뇌 건강관리와 아밀로이드 단백이 뇌에 더 이상 쌓이지 않도록 하는 방법이 모색되어야 하겠다.

3. 치매의 증상

치매는 과거에 노망이나 망령이라고 부르던 병이 있었다.

뇌의 병변으로 인하여 기억력 장애, 언어장애가 발생한다. 성격이나 감정이 변하기도 한다. 사고력, 주의력, 계산력, 판단력 등에 문제가 생기는 인지장애를 동반한다. 그로 인하여 개인은 일상생활과 사회생활에 지장을 받는다. 그때는 주로 집에 머무르면서 가족들의 돌봄을 받았다. 현대에 오면서 가족구조가 핵가족으로 변하고 산업구조의 변화로 여성들의 사회진출이 증가하면서 가정에서의 돌봄은 거의 불가능한 실정이다.

치매 돌봄은 국가나 지역사회 내의 전문적인 기관을 이용하는 것이 일반화되었다. 가급적 가정에서 생활할 수 있도록 해야 한다는 연구와 주장이 있어도, 이론에 그친다. 돌볼 사람이 없다는 점과 전문적인 돌봄이 어렵기 때문이다. 특히 조절이 어려운 비정상적 정신행동 증상이 나타날 경우, 길을 잃거나 이웃에게 피해를 줄 수도 있다. 어쩔 수 없이 전문기관의 도움을 받아야만 하기에 이른다. 더욱 섬세한 돌봄을 기대한다.

치매 돌봄은 당사자의 '편안하고 인격적인 삶'을 궁극적인 목표로 한다. 여기서 당사자는 치매어르신 본인과 그 가족을 의미한다. 이들의 삶의 질을 향상, 유지시키는 것이 목표다. 돌봄이란 '도와서 보호하고 지지함'을 말한다. 이때 바탕이 되는 것은 어르신과 가족에 대한 관심이다. 돌봄이 가능한 치매어르신의 독립성을 증진시킬 수 있도록, 어르신이 가능한 오랫동안 좋은 상태를 유지할 수 있도록 해야 한다.

대상자 중심의 긍정적이며 친절한 접근이 필요하다. 어르신이 살아온 인생의 역사에도 관심을 가지고 대해야 한다. 치매어르신의 가치나 의견을 중시하면서 상황에 따라 융통성을 발휘하도록 한다. 무엇보다 치매어르신의 관점에서 생각하고 처리하는 것이 중요하다. 신체적 돌봄과 안위제공은 물론 돌봄 대상자 중심의 의사소통을 유지해야 한다.

1) 치매의 단계별 증상

치매는 천천히 진행된다.

언제 어떻게 시작되었는지 그 발병 시기를 확실하게 알 수 없다. 흔히 전문가, 친척, 친구 등 주위 사람들이 "나이가 들어서"라며 무심코 지나는 경우가 많은데 이때가 초기 단계이다. 중기에는 병이 점차 진행되면서 문제 증상들이 눈에 띄게 나타나며, 심하면 일상생활을 할 수 없게 된다. 말기에는 완전히 의존상태가 된다. 기억은 상실되고 병의 증상이 신체적으로 뚜렷하게 나타난다.

가. 치매의 전조 증상

우리의 기억은 3종류가 있다.

첫째 사실이나 상식을 떠올리는 것, 둘째 자신에게 일어난 사건에 대한 삽화 기억, 그리고 자전거를 타거나 요리를 하는 등 의식하지 않아도 특정 동작과 절차를 자동적으로 할 수 있게 해주는 절차기억이다.

대부분의 치매는 초기 단계에서 삽화 기억의 저하가 두드러진다. 특히 과거의 기억보다는 최근 들어 직접 겪은 사건이나, 한 번 가봤던 장소에 대한 기억이 사라지고, 방금 겪은 일조차 생각이 안 나서 자꾸 되묻거나 물건을 둔 장소를 잊어 헤매는 증상을 반복한다.

나. 치매의 단계별 증상

치매는 개인에 따라 증상이 다르게 나타난다.

살아온 인생사와 개인적인 성격이나 건강상태, 경험에 따라 매우 다르게 나타난다. 진행단계도 개인별로 다를 수 있으며 꼭 순서대로 진행되는 것도 아니다. 또, 치매의 유형에 따라서 진행 경과도 다르게 나타난다. 병의 경과에 따른 간호계획을 수립하는 데 활용하기 위하여 보통 3 단계로 나누어 보는 것이 일반적이다.

▽ 초기 : 가족, 동료들이 문제를 알아차리기 시작하는 단계다. 아직은 혼자서 지낼 수 있는 수준이다. '최근 기억의 감퇴'가 시작되고, 음식 조리하다가 불 끄는 것을 잊기도 한다. 조금 전 말을 반복하거나 질문을 반복하고, 대화 중 정확한 단어 대신 '그것', '저것'으로 표현하거나 머뭇거린다. 관심과 의욕이 없고 매사에 귀찮아한다.

▽ 중기 : 치매임을 쉽게 알 수 있는 단계다. 다른 사람의 도움이 없이 혼자서 지낼 수 없는 수준을 말한다. 돈 계산이 서툴고, 가전제품 조작법을 잊어버린다. 시·공간 개념이 없어져서 며칠인지, 몇 시인지, 어디인지 파악하지 못한다. 평소 잘 알던 사람을 혼동하고, 가족은 겨우 알아볼 정도다. 대답을 못하고 머뭇거리거나 화를 내기도 한다.

집안을 계속 배회하거나 반복적인 행동을 한다. 익숙한 장소인데도 길을 잃어버리는 경우가 많으므로 외출 시에 주변 다른 사람의 도움이 필요하다.

▽ 말기 : 인지기능이 현저히 저하하고, 정신행동·신경학적 증상 및 신체적 합병증이 동반되어 독립생활이 거의 불가능한 상태다. 식사, 옷 입기, 대소변 등 완전한 도움이 필요하다. 대부분의 기억이 상실되고, 배우자나 자녀를 알아보지 못한다. 혼자 웅얼거리거나 전혀 말을 하지 못한다. 근육이 강직되어 보행장애가 온다. 거동이 힘들어진다. 이때 움직이지 못하면서 대소변 실금, 욕창, 폐렴, 요도감염, 낙상 등으로 이어지고, 모든 기능을 잃고 누워 지낸다.

2) 치매로 인하여 나타나는 현상

■ **화를 내는 치매, 귀신 보는 치매**

루이체 치매의 경우에는 인지기능이 저하되기 전 생생한 환시를 동반하는 경우가 흔하다. 만약 노인이 집안에서 귀신을 본다는 증상으로 병원에 내원할 경우, 제일 먼저 루이체 치매를 의심해야 한다. 인지기능의 저하 이전에 성격변화, 이상행동, 언어장애 등으로부터 증상이 시작될 경우에 전측두엽치매를 먼저 의심해야 한다.

보건복지부가 지원하고 본 저자가 참여한 2015년 '초기치매환자의 행동유형 및 패턴 분석 연구'에서 초기 알츠하이머 치매의 경우 무감동증의 비율이 69%로 가장 높았고, 그다음으로 우울감 53%, 과민성 46%, 초조공격성 38%, 야간행동 34%, 불안 32%, 식습관 변화 29%, 망상 25%, 이상운동

행동 25%, 탈억제 16%, 환각 8%, 들뜬 기분 3% 순이었다. 또 알츠하이머 치매의 망상, 환각, 초조·공격성, 무감동, 이상운동행동, 야간행동, 식습관의 변화 등의 행동심리학적 증상은 1년후의 더 심한 치매 경과로의 진행과 연관이 있었다. 일반인과 구별되는 치매환자가 가지고 있는 특징적인 행동심리증상을 이용한 5문항(망상, 환각, 초조·공격성, 무감동, 과민성) 치매 선별도구를 개발하였는데 기존의 인지기능 기반의 치매선별도구와 비교해서 거의 비슷한 치매 선별 효과가 있었다.

치매환자의 비인지기능 증상 즉 행동신경심리증상은 치매의 진단, 치료, 예후, 조호, 치매환자와 치매보호자의 삶의 질 측면에서 더 이상 치매의 부가적인 증상이 아니라 핵심증상이다. 다행스럽게 치매의 인지기능 증상보다 치매의 행동신경심리증상은 비약물 치료 및 약물치료에 반응이 좋아 증상조절이 가능하다. 효율적인 치매 행동문제 관리가 치매 정복의 또 하나의 지름길임이 틀림없다.

- 박준혁(제주대병원 교수),
한라일보, 2016.07.06 https://www.ihalla.com

치매의 대표적인 증상으로 기억장애, 언어장애, 방향감각 저하, 계산력 저하, 성격과 감정의 변화이다. 가장 먼저 기억력 감퇴가 온다. 그와 함께 하고 싶은 언어 표현이 즉각적으로 나오지 않는 증상이 나타난다. 그 다음으로 방향감각이 떨어지고 계산에서 실수가 잦아지고, 성격이 변한다.

기억력 장애, 지남력(시간, 장소, 사람을 아는 능력) 장애, 언어능력 장애, 시공간능력 장애, 실행능력 장애, 판단력 장애 등이 생긴다. 망상과 의심, 환각과 착각, 우울, 무감동, 배회, 초조, 공격성, 수면장애 등이 생길 수 있다. 일상의 날짜 기억, 이미지 구별 등을 못한다. 주요증상은 다음과 같다.

가. 기억장애

초기 단계의 특징적 증상으로 단기기억력의 상실이 현저하다.

의사소통에서 같은 말을 반복하며, 약속시간, 사람의 이름이나 전화번호 등을 잊어버린다. 시간과 장소, 상황이나 환경 따위를 올바로 인식하는 능력인 지남력에 장애가 발생한다. 수돗물, 담뱃불, 가스 불 관리에 어려움이 생긴다. 치매가 진행될수록 장기적인 기억장애가 유발되어서 자신의 이름과 생년월일, 가족의 얼굴을 알아보지 못하게 된다. 기억력 저하가 있는 노인집단은 31%가 3년 후에 치매로 발전하고, 기억력 저하가 없는 집단은 9%가 3년 후 치매로 발전한다는 경험적 연구가 있다. 기억력의 저하와 손상이 치매 발생과 직접적인 연관이 있고, 치매를 진단하는 중요한 준거가 될 수 있다.

나. 실어증

고위피질기능장애 현상이다.

초기에는 건망성 실어증失語症anomia과 착어증錯語症paraphasias으로 시작한다. 모호하고 부정확한 언어를 사용한다거나, 똑같은 말을 반복하기도 한다. 치매가 진행될수록 대화 도중에 의미 없는 문장을 만들거나 자신이 읽은 것을 이해하지 못한다. 심해지면 대화의 내용을 이해하지 못하고, 완전한 문장을 만들지 못하는 증상을 나타낸다.

다. 실행증

치매 말기환자는 최소한 일상생활도 할 수 없게 된다.

실행증失行症apraxia으로 자기돌봄self-care 능력이 저하된다. 목욕이나 세면, 식사, 화장실 사용, 실내 보행을 제대로 못하는 경우다. 초기에는 직업 활동과 일상생활이 제한적이지만, 혼자서 기본적인 일상생활 영위가 어느 정도 가능하다. 치매가 진행되면 일상생활 동작 능력이 저하되고, 말기에는 최소한의 생활도 어렵게 된다.

라. 성격 및 감정변화

가장 많이 보이는 변화는 무감동無感動apathy 증상이다.

다른 사람의 욕구에 대해서 관심이 없어지며, 자기중심적이 된다. 세상일에 무관심해지고, 냉담해진다. 사회적인 참여나 활동의 범위가 줄어들고, 생활의 활기가 없어진다. 또 다른 변화로 외모에 대한 관심이 없어지고 화를 자주 내거나, 공격적 행동을 보이는 경우가 많아진다. 우울, 불안한 상태를 보인다. 부적절한 성적 행동을 나타내거나 반사회적 행동을 하는 경우가 많아진다. 강박적 성향이 있었다면, 더욱 강해진다. 충동적인 특성이나 편집증적 성향도 강화되는 특성을 보인다.

마. 정신병적 증상

치매노인은 1/5 정도는 치매와 우울증을 동시에 나타낸다.

환각이나 망상, 수면장애 등을 동반하기도 한다. 우울증은 치매 초기에는 뚜렷이 구분할 수 있다. 치매가 진행되면 구분하기 힘들어진다. 환각과 피해망상이 자주 나타나며 섭식장애攝食障礙가 동반되는 경우도 있다.

바. 신체질환

치매노인의 절반 이상은 신체질환을 가지고 있다.

노화가 되면 신체적 스트레스에 취약하며, 고혈압, 뇌졸중, 피부질환, 호흡기질환, 마비, 신경통, 심장질환 등의 또 다른 신체적 질환을 앓는 비율이 높다. 게다가 치매가 진행될수록 근위축 등으로 신체적인 움직임이 줄며, 걸음걸이가 불안정하고, 대소변을 실금하기도 한다. 보행이 점점 어려워져, 심한 치매의 경우는 보행이 불가능해진다. 환자에 따라 다르긴 하지만, 약 1년 후에는 앉아있는 것이 불가능해져서 와상상태에 이르게 된다.

■ 일몰증후군

일몰증후군은 치매 증상의 하나다. 낮에는 평온히 지내다가도 해가 지면 안절부절하고, 화를 내거나 난폭해지는 행동 등을 보인다. 주원인은 치매로 인한 '뇌 기능 저하'이다. 특히 전두엽 기능의 손상으로 문제해결 능력과 공간지각능력이 저하되면서 어찌해야 할 바를 모르는 불안증이 심해지고, 심지어는 집안에서도 방향을 잃기도 한다.

◇ 일몰증후군의 주요 증상
- 일몰 후에 쉽게 화를 내고 과민반응을 보인다.
- 강박 증상이 심해진다.
- 혼돈 증상이 악화하고 난폭해진다.
- 집 밖으로 나가 배회하고 실종되기도 한다.

치매 환자의 일몰증후군 증상을 예방하기 위해서는 먼저 생리적인 문제를 평소에 '그때그때' 해결해줘야 한다. 예를 들면 배가 고프지 않게 제때 식사와 간식을 챙기고, 배변 욕구가 해소되도록 하며, 너무 덥거나 춥지 않게 조치하는 것 등을 말한다. 또 치매 치료약이 사람에 따라 달리 반응할 수 있고, 만성질환 등 다른 질환 치료제와도 상호작용 문제가 있을 수 있으므로 정기적인 진료 상담을 통해 정확한 증상을 공유하고 방법을 찾아가는 것이 중요하다.

실내에서 너무 단조로운 생활에 젖어있지 않도록 규칙적인 식사 후에는 20~30분 정도 산책을 하거나 기상 후 이불 정리하기, 화초 키우기, 수건 접기 등 단순하면서도 어렵지 않은 일상생활에 참여할 수 있도록 돕는다. 특히 일몰증후군이 있는 환자의 경우에는 저녁이 되면, 실내 공간이 너무 어둡지 않게 불을 밝게 켜두어야 한다, 밤에 '수면등'을 켜 두는 것도 좋은 방법이다.

- 김선희(하이닥 건강의학기자), 하이닥, 2020-02-03

- **치매정신행동증상(behavioral and psychological symptoms of dementia, BPSD)**

치매 환자는 인지장애뿐만 아니라 다양한 행동 장애 및 심리증상이 발생한다. 이러한 치매정신행동증상은 임상적으로 중요한 의미가 있다. 정신행동증상은 환자와 가족들의 삶의 질을 떨어뜨리며, 간호비용을 증가시키는 중요한 요인이기도 하다. 보고에 따라 다르지만, 많게는 치매 환자의 90%에서 하나 이상의 증상을 나타낸다고 알려져 있다. 치매 환자를 요양원이나 요양병원에 입원시키는 가장 큰 원인이 정신행동증상이다.

치매 초기에는 우울감, 불안감, 무감동의 형태로 나타난다. 중기 이상의 치매 환자에서는 의심, 망상, 환각, 착각, 초조, 배회, 공격성, 수면장애, 반복행동을 볼 수 있다. 그 외에 먹어서는 안 되는 것을 먹으려고 하는 이식증異食症을 포함한 부적절한 식사 행동, 돌봄에 대한 거부, 부적절한 대소변 및 위생관리, 소리 지르기, 난폭행위 등의 다양한 형태로 나타난다.

이러한 BPSD의 발생원인은 다양한 것으로 알려져 있다. 신경전달 물질의 결핍, 인지기능의 저하로 인해 나타나는 이차적인 증상, 환자의 건강상태나 투약 중인 약물의 부작용, 주변 환경의 문제, 생리적 혹은 심리적인 문제, 돌보는 사람의 태도 등을 원인으로 들 수 있다.

4. 치매돌봄과 환자와의 소통

치매어르신을 돌본다는 것은 쉬운 일이 아니다.

치매는 후천적으로 기억력 감소를 동반하는 비가역적인 만성퇴행성 질병이다. 따라서 신체적, 인지적, 행동적 장애가 나타나면서 다른 질환보다 타인의 돌봄에 의존도가 높다. 치매어르신을 위한 좋은 돌봄은 매우 까다롭고 전문적인 자세와 자질, 기술을 요구한다.

우리는 태어나면서부터 자신과 주위 사람들과의 인연을 맺어가면서 살아가고 있다. 돌봄 제공자는 치매로 인해 소중한 인연을 상실하고 갈등하고 고통 받는 사람들을 따뜻하게 해 줄 수 있는 전문적인 지식과 기술 그리고 마음이 중요하다. 눈에 보이지 않는 환자의 마음과 마주하며, 그를 한 사람으로 존경하는 마음이 필요하다. 또 그러한 마음이 전달될 수 있도록 노력하는 것이 무엇보다 중요하다.

치매어르신 돌봄은 다학제간 팀 형식의 접근이 요구된다. 의사, 간호사, 작업치료사, 사회복지사, 영양사, 법조인, 요양보호사 등이 팀을 이루어 환자를 돌본다는 의미다. 치매는 기억력이나 인지기능이 저하된다. 그 상황을 가장 잘 아는 사람은 치매당사자가 아닌 어르신과 함께 한 가족, 보호자나 지인들이라는 사실이다. 따라서 옆에서 함께 해 온 사람이 치매어르신의 초기 발견에 중심적인 역할을 담당해야 한다. 치매의 조기 발견과 사전 예방은 아주 중요하다. 치매를 초기단계에 발견한 후 지속적으로 치료하고 보호할 경우 중증으로 진행을 지연시킬 수 있을 뿐 아니라 요양시설 입소의 감소 및 비용 절감에 도움이 크다. 그 외에도 몇 가지 대책이 필요하다.

1) 치매 어르신을 대하는 마음

돌보는 이의 기본자세가 중요하다.

식사, 배설, 수면, 청결과 같은 인간의 기본 욕구를 충족시켜 주고 위험으로부터 보호하고 안전한 환경을 조성하여 사고를 예방하도록 해야 한다. 고독은 치매 상태를 악화시킬 수 있으므로, 어르신을 고독하지 않도록 한다. 치매 환자가 되어도 감정은 살아있다. 아름다운 것에 대해 즐길 줄 알고, 자신의 당당한 존재감, 자신의 존엄성을 잃지 않으려 애쓴다. 돌봄에서는 이러한 점을 고려해야 한다.

자존심이 상하지 않도록 배려해야 한다.

언어적, 비언어적 의사소통 유지와 개인 신상에 대한 비밀유지로 어르신을 보호한다. 치매로 인지장애가 있거나 의사소통이 원활하지 않다고 하여 그분들의 생각조차를 무시하는 것은 돌봄에서는 금물이다. 다만 그분들은 아픈 것이다.

이해가 어려운 경우라도 설득하려고 하거나 교정하려는 의도는 버려야 한다. 따뜻한 마음으로 인내하고, 힘들어도 지지하려는 마음가짐이 필요하다. 지금은 비록 치매 환자가 되었지만, 그 어느 한때는 이 어르신이 한 가정의 가장으로, 아버지 혹은 어머니였다. 그가 계셨기에 오늘날 우리가 잘살고 있음을 잊지 말아야 한다. 그들이 있었음에 감사하며, 갚는다는 마음으로 대해야 한다.

가. 인지기능저하에 대한 대책

치매환자는 대부분 노인들이며, 의사소통이 어렵다.

자신을 돌볼 능력이 저하되고, 인간답게 사는 기능이 손상되어 있다. 그만큼 자발적인 협조가 어려운 경우가 많다. 치매에서 흔히 문제가 되는 정신행동 증상도 이들의 욕구로 보아야 한다. 어르신의 요구와 성격 등을 감안하여 지지하는 자세를 보여야 한다.

행동장애가 있는 경우에는 행동 양상을 보고 원인을 먼저 파악해야 한다. 과다한 자극이나 자극 박탈, 낯선 장소로의 이동, 고통이나 배고픔, 청각이나 시각손상, 피해 망상적 사고나 편집증, 탈수나 약물에 의한 급성 혼동상태 등이 원인이 될 수 있다. 다음으로 가능한 증상조절을 위한 방안을 찾도록 한다. 신체적 원인과 환경적 영향을 파악하도록 한다. 이때 무엇보다도 안전 확보가 중요하다. 조절이 어려운 경우에는 전문의의 도움을 받아 약물치료를 할 수도 있다.

나. 스트레스 감소 대책

환자의 스트레스를 줄이도록 하는 노력이 있어야 한다.

피로, 일상의 변화, 능력 이상의 요구, 통증이나 질환 등의 신체적 변화는 치매어르신에게 스트레스를 줄 수 있다. 대개, 치매어르신은 아침에는 스트레스 수치가 낮은 편이다. 시간의 경과됨에 따라 활동 등으로 스트레스 수치가 상승한다. 따라서 목욕 등과 같이 힘이 드는 일이나 어르신에게 어려운 일은 오전에 하는 것이 좋다. 휴식이나 낮잠 등을 돌봄에 이용하는 것도 효과적이다. 좋아했던 것이나 익숙하고 경험했던 도구, 물건, 향기 등을 이용해 치매어르신을 자극하는 돌봄도 제공할 수 있다. 상실이나 사별 등에 대한 지지를 포함하여 분리불안을 감소시키기 위해 원활한 소통을 유지해야 한다. 서로 믿고 인정하는 감정은 위안과 정서에 긍정적인 반응을 가져와 스트레스를 줄일 수 있다. 노인의 삶을 이해하고, 무엇을 바라고 있는지 생각하며 환자를 대해야 한다. 신체간호의 미숙함으로 오는 스트레스도 없애야 한다.

다. 일반적인 사항 수시 체크

질병의 신호에 대해 수시로 점검한다.

의료적인 관점에 대한 적절한 자료를 제공해야 한다. 38℃ 이상의 열, 피부의 반점이나 창백함, 구토나 설사, 심한 목마름, 두통, 갑작스러운 행동변화, 신음이나 비명소리, 갑작스런 경련이나 쓰러짐, 팔다리의 심한 부종, 호흡곤란, 심한 체중감소와 같은 증상은 위험할 수 있다. 이러한 증상들이 어르신에게 발생하는지를 면밀하게 관찰하고 살피도록 한다.

> ■ **치매의 두 얼굴**
>
> 사람들은 어떤 형태로든 돌봄caregiving과 연관되어 있다. 누군가를 돌보는 사람, 누군가의 돌봄을 받는 사람, 앞으로 누군가를 돌보게 될 사람, 앞으로 누군가로부터 돌봄을 받을 사람이다. 누구 한 사람도 돌봄 caregiving으로부터 자유로운 사람은 없다.

누군가를 돌본다는 역할에 대해서 우리는 그 일이 닥치기 전까지는 미리 생각해 보거나 전문적으로 배울 기회가 거의 없다. 단순히 상황이 닥치면 시행착오를 겪으면서 그 역할을 배우게 되는 경우가 많다. 특히 치매환자 가족들의 경우 이러한 역할의 부담이 다른 질병에 비해 크고 예측하기 어려운 힘든 상황에 부딪히게 되는 경우가 많다. 체계적으로 배우지 않은 상태에서 돌봄의 역할을 감당하기에는 어려움이 크다.

스트레스와 부담으로 인해 어두운 표정의 가족들도 만나지만 의외로 밝은 표정의 환자와 가족들도 만나게 된다. 같은 상황이지만 왜 서로 다른 반응을 가족들이 보이게 될까.

첫째, 많은 경우 치매환자를 돌보는 가족은 환자 못지않은 고통과 어려움을 가지고 있다. 환자를 돌보는 가족은 심장질환, 요통, 고혈압, 관절염, 소화기질환 등의 신체적 질환을 한 가지 이상 앓고 있는 경우가 많다. 이미 가지고 있던 신체질환이 악화되기도 하고, 진통제, 항우울제 및 수면제 등의 약물에 의존하는 경향이 높아지기도 한다. 치매환자 돌봄으로 인한 피로, 정신적 스트레스, 이에 따른 음주, 흡연, 과식 등의 부적응적 대응은 각종 질병을 일으킬 수 있다. 따라서 치매환자 가족을 숨겨진 환자hidden patient라고 부르기도 한다. 치매환자에게 주어지는 관심과 돌봄 못지않게 환자를 돌보는 가족에게도 관심과 돌봄이 주어져야 한다. 가족의 삶은 환자를 돌보는 일만 위한 것은 아니다. 환자와 가족 모두 중요하다는 것을 기억해야 한다.

둘째, 가족이 질병 및 환자에 대한 지식과 정보가 부족하고 경험이 부족한 경우 의도한 바는 아니지만 환자 상태에 나쁜 영향을 줄 수도 있다. 신체적·정신적으로 가족이 지쳐 있거나 우울증 같이 심리적으로 불안정한 상태에서 치매환자를 방치할 수 있다. 환자의 불편을 무시하거나 환자의

> 위생에 신경을 쓰지 않는 경우가 있을 수도 있다.
> 셋째, 치매가 환자와 가족 모두에게 힘든 경험인 것이 사실이지만 치매로 인해 치매환자와 가족이 항상 부정적인 경험만을 하는 것은 아니다.

2) 존엄을 유지하는 돌봄

'노인이 되면 아이가 되어 간다.' 는 옛말이 있다. 치매노인의 행동을 보면 아기 같은 면이 있다. 돌봄제공자는 치매환자에게 엄마가 되는 존재는 주 케어자이다. 다만, 그분들은 어린아이와 같이 성장하지 못하고 점점 쇠약해지고 약하게 되어가는 존재라는 점이 다르다.

굳은 몸은 돌보기 어렵다. 치매에 걸린 사람들을 보살필 때, 그 나름의 정체성은 물론이요, 인권과 인격을 가진 사람으로 받아들이고 대해야 한다. 치매 환자가 말도 안 되는 짓들을 하는 것은 그들 탓이 아니라 병 때문이라는 사실을 머리로만이 아니라 가슴으로까지 깨닫고 받아들여야 한다. 별똥별이 떨어져 사고가 날 때, 그 누구도 그 무엇도 탓할 수 없다. 치매로 인한 행동도 같다. 그들 탓을 하는 것은 아무에게도 도움이 되지 않는다. 행동이 어린애 같다고 어린애 취급을 해서도 안 된다. 치매환자를 만나면 평소 정상적인 사람을 대하던 모습 그대로, 처음 대한다면 최대한 인격적 대우, 어른 대우를 하는 것이 중요하다.

지금까지 돌봄은 환자의 생명유지를 위한 식사, 목욕, 배설 등 문제 지향적인 의료적 모델이 주를 이루었다. 이제는 변해야 한다. 인간에 대한 존중, 개인의 존엄을 실현하는 돌봄이 되어야 한다. 삶의 기쁨과 의욕, 희망을 이끌어내고 지지해 주는 것을 목표로 하는 사회적 생활모델로 변화해야 한다. 최대한 환자의 자립 생활을 지원하는 것을 목표로 한다. 본인의 상황, 생활환경, 행동 양식에 따라 개별적인 접근이 필요하다. 더불어 가족의 희망 사항을 받아들이고 환자와 가족이 믿고 안심하고 생활할 수 있는 시설을 의미한다.

3) 교감하는 돌봄

모든 돌봄의 현장에서 '라포rapport'라는 말을 많이 쓴다. 돌봄의 대상과 돌보는 사람 사이에서 친밀감과 신뢰감을 느낄 수 있는 관계를 의미한다. 치매 환자 돌봄에도 라포를 가장 중요하게 생각한다. 치매에 있어서는 보호자와의 라포와 치매 환자와의 라포도 필요하다.

치매가 깊어지면 평생 가장 소중하게 생각하던 자식들도 못 알아본다. 그렇다고 아무것도 못 하는 것이 아니다. 다른 사람, 특히 자신을 돌보는 사람들과 교감은 오래가고 정확하다. 머리로는 누군지 잘 모르더라도, '당신은 참 좋은 사람'이라고 하는 감정은 끝까지 가지고 있다. 자신이 누구인지 정확히 기억하지는 못하지만, 상대가 자신에 대해 좋은 느낌을 가지고 있다는 것은 안다.

라포는 관계다. 관계는 소통에서 시작한다. 소통을 잘 한다는 말은 이야기를 자주, 스스럼없이 한다는 뜻이다. 관계를 얘기할 때, 아는 사람 숫자나 모임의 숫자가 중요하지 않다. 대신 그들과 만나는 시간과 빈도가 더 중요하다. 라포도 마찬가지다. 그들의 마음속에 아는 사람

하나 더 두는 라포는 의미가 없다. 만남의 빈도와 질이 중요하다.

좋은 관계를 확인하기 위하여 형식적으로 사랑을 표현하는 것은 치매 환자와의 라포 형성에 도움이 되지 않는다. 인지기능에 도움에 도움을 주려면 기본적으로 이해하고 있다는 표현, 공감을 해주는 표현이 더 지지의 의미를 가진다. 공감해 주는 것이 중요하다. 아울러 긍정적인 피드백 즉 칭찬을 해줘야 한다. 라포 형성을 위한 지지의 핵심은 공감과 칭찬이다.

치매 어르신들은 원래 잘하던 일도 실수하고, 서툴 수도 있고, 느릴 수도 있다. 잘 못 하는 부분, 잃어버린 능력을 본다. 사랑이라는 명분으로 대신해 주려고 하면 오히려 상처를 주는 일이다. 위축되고, 불안해하고, 숨기려 하고, 좌절한다.

대신하기보다는 한 일을 보고 잘했다고 칭찬해주면서 같이 하는 것이 좋다. 칭찬을 많이 해주면 인지기능에 도움이 된다. 이런 식으로 의사소통을 해나가면 라포 형성에 도움도 된다.

4) 치매 환자와의 소통

치매는 정상적인 가정, 사회생활을 하던 환자가 점차 나이를 거꾸로 먹어 어린아이가 되어가는 병이다. 논리적으로 설득하기 보다는 환자의 눈높이에 맞춰서 부드럽고 자상하게 설명하고, 칭찬과 격려를 하고, 환자의 입장에서 이해하려는 노력이 필요하다. 집에만 있기보다는 다른 사람들과 만나고 즐겁게 애기하고 소통하는 기회를 자주 가져야 한다. 착한 치매를 만들기 위한 이러한 노력과 배려를 통해, 환자와 가족이 치매를 현명하게 이겨내야 한다.

치매 환자를 인격적으로 대하는 것이 중요하다. 돌보는 사람의 눈높이의 기준을 이전의 건강하고 정상적인 가정, 사회생활을 하던 때로 두는 것이 아니다. 치매 환자이기에 인지기능이 떨어진 상태라는 것을 인정하고 실수하거나 잘못한 부분을 받아들이고 격려해야 한다. 환자를 향한 격려와 칭찬이 착한 치매를 만드는데 도움이 된다.

가. 착한 치매

요즈음 착한 치매, 예쁜 치매라는 말을 많이 한다.

배회, 공격적인 태도, 대소변을 못 가리거나 욕을 하고 호통을 치며 주변 사람들을 괴롭히는 것은 '미운 치매'에 속한다. 인지기능은 떨어지더라도 감정조절이 잘 되고 남에게 피해를 주지 않는 경우를 '예쁜 치매'라고 부른다. 의학적인 분류는 아니지만 치매환자 가족들이 느끼는 심정을 잘 나타내고 있다.

어떻게 하면 착한 치매가 될까. 사람들은 살아온 대로 치매를 앓는다. 평소의 습관이 자신도 모르게 튀어나온다. 그러나, 착한 치매를 만들 수도 있다. '돌보는 사람의 태도'가 조건이다. 착한 치매는 돌보는 사람의 착한 태도에 달렸다는 이야기다. 인지기능이 떨어진 치매 환자라도 감정적인 경험은 잘 기억한다. 주변 사람들이 호감을 가지고 대하면 치매 환자들도 부드러워진다. 반대의 경우, 주변 사람들을 경계하고 공격적으로 변한다. 돌보는 사람이 무시, 학대, 공포 등의 태도를 보이면, 환자도 불안, 두려움, 분노와 같은 부정적 감정을 느낀다. 자기

보호를 위해 공격성도 강해지고 치매도 악화될 수 있다. 칭찬과 격려 등 긍정적인 감정을 많이 느끼도록 도와서 감정을 관리하는 뇌의 변연계(limbic system)를 활성화 시켜야 한다.

또한, 환자가 호소하는 것을 무시하지 않는지도 생각해야 한다. 환자가 목욕을 안 해서 몸에서 냄새가 날 경우, 환자를 무조건 윽박지르기 이전에 무슨 이유인지 파악해야 한다. 환자가 어깨 통증 때문에 옷을 벗기가 힘들어 목욕을 피하려는 것은 아닌지 살펴봐야 한다.

나. 소통하는 돌봄

라포와 컨택은 자신에게 행복으로 돌아온다.

아이컨텍(Eye contact)이나 접촉으로 인해 인간의 체내에 생리학적인 변화가 나타난다는 사실이 밝혀졌다. 옥시토신(Oxytocin)은 출산시 자궁의 수축이나 모유의 분비에 관여하는 호르몬으로 알려져 있다. 최근에 그뿐만 아니라 다른 기능이 있다는 것을 발견했다.

옥시토신의 분비는 불안감을 낮추거나, 상대방과 신뢰 관계를 구축한다는 사실이 해명된 것이다. 이른바 '애정과 신뢰의 호르몬'이다. 이것은 인공적으로 합성한 옥시토신을 흡입하여 일어난 변화로 밝혀졌다. 나아가 인공적으로 합성한 약제를 사용하지 않아도, 아이컨텍이나 접촉을 통해서도 옥시토신이 분비된다는 것을 알게 되었다. 즉, 아이컨텍을 하거나, 접촉함으로써, 대상자의 몸 안에서 옥시토신이 분비되어, 애정이나 신뢰를 느낄 수 있게 되는 것이다.

종사자가 대상자에게 실행하는 커뮤니케이션이 생리학적인 변화까지도 가져다준다. 종사자들의 존재 자체가 대상자에게는 약이 된다는 말이다. 아이컨텍을 취할 때마다, 대상자에게 부드럽고 확실하게 접촉할 때마다, 기분이 좋아지는 약을 복용하는 것과 같은 효과를 볼 수 있다. 이 효과는 양방향성으로, 아이컨텍을 취하거나, 접촉하거나 하는 자신에게도 똑같이 일어난다.

즉, 돌봄을 제공 받는 사람과 제공하는 사람은 서로 생리학적인 영향을 받고 있다. 아이컨텍이나 접촉을 통해, 우리는 상호 간에 애정과 신뢰의 선물을 교환하고 있다. '당신을 소중하게 생각하고 있습니다.'라는 의사전달은 나를 소중하게 만들어 준다.

다. 치매 환자와의 대화

치매 환자와 대화는 쉽지 않다.

단순히 사람이나 사건을 기억하지 못하기 때문만은 아니다. 환자가 어떤 행동을 할지 예상하기 어렵다. 어제는 알아보았던 부모가 갑자기 자식을 못 알아보기도 한다. 과묵한 아버지가 말 만 계속할 수도 있다. 점잖았던 할머니가 음란한 욕설을 퍼 붓는 경우도 있다. 말하는 기능뿐 아니라 듣는 기능에도 문제가 발생한다. 일반인이라면 쉽게 알아들을 문장을 아예 이해하지 못한다. 언어 및 인지능력이 떨어지기 때문이다.

■ 치매 환자와의 대화법

- 논리로 설득해봐야 소용이 없다. 대신 침착하고, 냉정하고, 친절해야 한다.
- 시간적인 여유를 가지고, 친숙한 장소나 안심할 수 있는 환경에서 대화한다.
- 그의 일생을 존경하는 마음을 가져야 한다. 대신 짧게, 단호하게 말해야 한다.
- 비언어적 표현을 살펴야 한다. 표정, 신음, 한숨 등으로 환자를 파악한다.
- 대답을 재촉하지 말고, 환자의 속도에 맞추고 서로 눈을 마주한다.
- 유대를 확인해야 한다. 같이 시간을 보내며 과거의 유대와 현재의 정성을 보인다.
- 문제행동은 돌보는 사람의 거울과 같은 증상이라고 보아야 한다. 돌보는 사람이 편해진다면 치매노인 역시 편해져 있다.
- 언젠가 우리도 치매환자가 되기도 하고, 케어하는 입장이 될 수도 있다.

■ **4주차 프로그램 평가**

- 치매환자도 감정은 살아있음을 다시 인식했다.
- 질환 초기부터 "이러면 안 돼요" 가 아니라 정상인과 동등한 인격체로 접근 유도할 수 있도록 해야겠다.
- 치매유형별 사례를 보고 치매환자의 강점을 살려 대응방안을 모색하고 우리와 동등한 인간으로서 대하도록 돌봄을 진행해야겠다.
- 치매 노인들과의 대화시 적극 활용할 수 있어서 좋았다.

■ **4주차 프로그램 요약 노트**

제 3 부

트레이닝

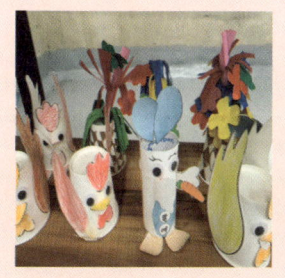
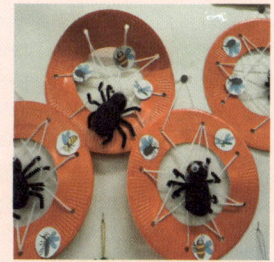
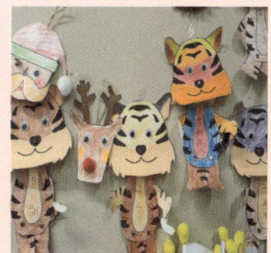

제 1 장   운동 트레이닝

[치매예방 · 관리 통합교육 5주차 프로그램]

일시		회기	5주차	활동시간	(180분)
주제	운동 트레이닝			강사	
교육목적	노화와 신체기능 저하의 관계성			장소	
목표 및 기대효과	운동의 효과로 인지기능 향상, 신체기능향상에 도움.				
준비물	음악				
교육내용	1교시	[치매 노인의 운동] 운동의 필요성과 종류 노인을 위한 유산소 운동			
	2교시	[뇌체조와 뇌운동] 뇌 신경 체조 치매 예방체조 치매 예방 뇌 운동			
	3교시	[뇌 기능 향상 놀이] 뇌 활성화를 돕는 놀이			
특이사항	뇌 운동을 통해 뇌의 노화를 늦추며 기억력과 학습능력이 향상됨을 인지함. 호흡법과 스트레칭을 통해 뇌를 젊게 유지하기 위해서 운동을 생활화하고 자신부터 먼저 실천하고 바꾸어야겠다고 함.				

1. 치매 노인의 운동

규칙적인 운동은 치매와 경도인지장애 예방에 도움이 된다.

규칙적으로 어느 종류라도 운동에 참여한 노인이 그렇지 않은 노인들에 비해서 치매발병률이 50%이상 낮아 진다. 65세 이상의 정상 노인들의 신체활동과 운동 수준을 6년 동안 추적 조사한 결과다. 치매예방 차원에서 운동의 중요성은 이미 알려져 있다.

치매 진단 후 재활관점에서 운동은 더욱 필요하다.

정상적인 노인이라고 하더라도 연령이 증가함에 따라 근육위축 등 다양한 퇴행적 변화를 경험한다. 인대는 탄력성을 잃으며, 보폭은 좁아지고, 평형성에 문제가 생기면서 낙상이 발생한다. 여기에 치매라는 인지기능 장애가 오게 되면 활동성이 현저히 저하되면서 노화 과정이 급속하게 진행된다. 경우에 따라서 치매 자체가 신체기능 장애를 유발하는 필수 요건이 아님에도 불구하고, 손상, 기능 제한, 장애로 인한 와상 상태의 순서를 밟게 된다. 충분하지 못한 신체활동, 운동 부족이 그 원인이다.

본인이 좋아하는 운동을 가볍게 시작하는 것이 좋다.

운동의 강도를 높이거나 운동 시간을 늘림으로써 육체적 기능을 유지하고 향상시킬 수 있다. 기분 전환을 전환하고, 체력을 소모하면서 스트레스 해소도 가능하다. 최초 5분 걷기에서 시간이 지나면서 적게는 20분, 많게는 60분까지, 탄력밴드운동도 강도를 조금씩 높여감으로써 운동효과를 조금씩 향상시킨다. 체력향상을 위해서는 본인이 할 수 있는 것보다 조금 더 높은 강도의 운동[운동 과부하의 법칙]에까지 도전하면 성공이다.

운동을 거부할 경우 억지로 하지 않아야 한다. 치매노인의 경우 인지 및 감정의 기복이 심할 경우가 종종 있다. 이럴 때는 억지로 운동을 진행할 경우 사고의 위험이 커질 수 있다. 다음에는 꼭 하기로 한다는 약속을 하고, 마음을 존중하면서 쉰다.

칭찬을 많이 해 주어야 한다.

적은 양의 운동일지라도 치매 어르신들에게는 쉽지 않다. 평소보다 적극적으로 참여하거나, 무리 없이 약속한 운동 횟수를 채우는 어르신께 충분한 칭찬과 격려를 보낸다. 그 칭찬을 잊든 아니든, 다음에는 더욱 최선을 다하는 모습을 볼 수 있다. 실내에서 걷는 것 보다는 야외, 공원 등에서 걷기가 좋다. 하지만, 이 같은 외부 환경은 낙상이나 충격의 위험이 되는 장애물이 있으니 각별히 안전사고에 신경을 써야 한다.

1) 치매노인에게 운동이 필요한 이유

치매노인에게 운동은 왜 필요한가.

아직까지 인지기능 차원에서의 치매 운동 효과는 확실하게 발표된 바 없다. 그럼에도 불구하고 치매진단 후 더 적극적으로 운동을 진행해야 하는 이유는 남은 신체기능을 보존함으로써 세수하기, 밥 먹기와 같은 일상생활 수행능력을 유지하는 것이 기본이다. 그것을 통하여 요양과정으로의 진입을 막고, 요양의 의존도를 줄이는 효과를 얻는다. 나아가 행동장애를 줄이며, 낙상을 예방하고, 인간으로서 삶의 질에 대한 향상을 위해서이다.

2) 치매 노인에게 적합한 운동

치매 노인들은 어떤 운동을 해야 할까?

안타깝게도 치매 노인을 위한 운동법은 아직까지 구체적으로 제시되지 않고 있다. 다만, 치매환자의 경우 근력 운동 후 폭력성이 완화되었으며, 단체 운동에 참여한 치매환자의 경우 표정이 밝아졌다는 연구도 있었다.

먼저, 본인이 좋아하는 운동이다.

미국 스포츠의학회에서 건강에 유익한 수준의 운동법을 제시한 것이 있다. 일반 노인에게 권장되는 운동법은 일주일에 5회, 회당 30분, 빠르게 걷기와 같은 유산소 운동프로그램이다.

특별히 좋아하는 운동이 없다면, 편안하게 적응할 수 있는 간단한 유형의 운동이 좋다. 평소에 운동습관이 없던 어르신의 경우에 치매 진단 후 재활을 위한 운동에 참여시키는 것은 쉽지 않다. 복잡하거나 높은 강도의 운동보다는 쉽게 수행이 가능하고 적응하기에 무리가 없는 운동이 좋다. 가장 권장하는 운동이 걷기다. 돌봐줄 사람이 있을 경우는 파트너와 함께하는 운동을 권한다.

- 유산소운동 : 손잡고 얘기하며 걷기 (15분)
- 하체 근력운동 : 의자에서 앉았다 일어서기 (10분)
  모래주머니 차고 다리 올리기 (2종류 10회)
- 상완 근력운동 : 탄력밴드 운동 (2종류 10회)
- 스트레칭

> ■ 노인을 위한 유산소 운동
>
> 종류 : 걷기, 자전거 타기, 수중 걷기, 요가, 스포츠 댄스, 줄넘기,
> 시간 : 일주일에 3회~5회, 30분~60분 정도, 몸이 따듯해지는 것을 느낄
>   정도.
> 주의할 점 : 준비운동(5~10분간 스트레칭이나 체조)
>   무리하지 말 것(몸 상태가 않다고 느껴지면 휴식)
> 권장사항 : 자신에게 맞는 운동을 찾자
>   - 혼자서 하는 운동, 단체운동
>   - 재미를 느낄 수 있는 운동
>   - 평소에 쉽게 할 수 있는 운동

3) 뇌 활성화를 돕는 동작

■ 손 운동

손을 다양한 방법으로 움직이면 뇌 회로가 광범위하게 활성화된다. 특히 평소에 잘 쓰지 않던 손을 사용하면 반대쪽 뇌를 자극할 수 있다.

- **스트레칭**

스트레칭은 뇌와 몸을 연결하는 신경을 재정비하는 과정이다. 뇌 관리의 기본이다. 평소 사용하지 않는 근육을 펴거나 신체를 뒤트는 것만으로도 뇌에 자극이 가해져 뇌 기능이 향상된다.

- **뇌파 진동**

고개를 좌우로 움직이는 단순한 동작이 목과 어깨 근육을 이완시켜 뇌로 가는 혈액순환을 개선해준다. 또, 뇌척수액의 순환을 통해 뇌 노폐물 제거에도 도움 된다.

- **신체 운동**

걷는 운동을 통해 발바닥의 감각을 발달시키면 균형감각뿐 아니라 소뇌 기능이 발달해 인지력이 향상된다. 근력을 키우는 것도 중요하다. 전반적인 인지력을 높이는 데 도움이 된다.

- **명상**

노화는 일반적으로 전두엽 피질이 얇아지는 양상을 보인다. 명상은 노화에 따른 전두엽 피질 감소를 막아준다.

- **손뼉치기**

2. 뇌 체조와 뇌운동

1) 뇌신경 체조

01 얼굴 두드리기

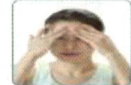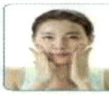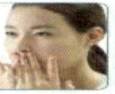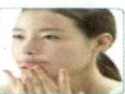

1. 양 손가락으로 이마(눈썹 모함), 볼(눈 밑), 입술 상부(인중 모함), 턱을 순서대로 2회씩 부드럽게 마사지합니다.
2. 2회 반복합니다.

02 눈 돌리기

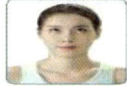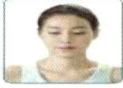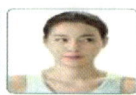

1. 얼굴은 정면으로 고정한 상태에서 눈동자만 상 하 좌 우 방향으로 각 2초씩 응시합니다.
2. 얼굴을 정면으로 고정한 상태에서 눈동자를 시계방향으로 4초에 걸쳐 회전합니다.
3. 얼굴을 정면으로 고정한 상태에서 눈동자를 반시계방향으로 4초에 걸쳐 회전합니다.

03 눈감고 씹기

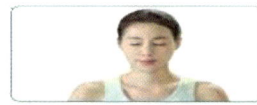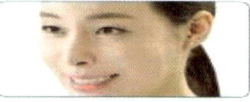

1. 4초간 눈을 꼭 감습니다.   2. 4초간 어금니를 앙다뭅니다.
3. 1~2번을 번갈아 2회 반복합니다.

04 소리내기

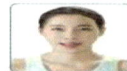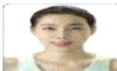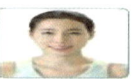

1. 아-오-우-이를 4초에 걸쳐 순서대로 소리 내어 발음합니다.
2. 2회 반복합니다.
3. 크게 소리 내어 '라라라, 마마마, 라이라'고 외칩니다.
4. 3회 반복합니다. 첫 번째 시행에서는 강세를 첫 번째 글자에 두고, 두 번째 시행에서는 강세를 두 번째 글자에 두고, 세 번째 시행에서는 강세를 세 번째 글자에 두어 외칩니다.

05 볼어쓰기

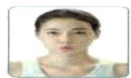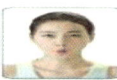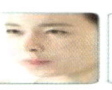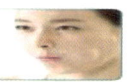

1. 입술을 꼭 다물고 양 볼을 최대한 부풀려 4초간 유지합니다.
2. 입술을 꼭 다물고 양 볼을 최대한 수축시켜 4초간 유지합니다.
3. 혀로 왼쪽 볼을 최대한 밀어낸 상태에서 4초간 유지합니다.
4. 혀로 오른쪽 볼을 최대한 밀어낸 상태에서 4초간 유지합니다.
5. 1~4번을 순서대로 2회 반복합니다.

06 목돌리기

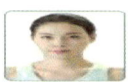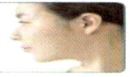

1. 정면을 응시한 상태에서 고개를 오른쪽으로 최대한 돌려서 2초간 유지합니다.
2. 고개를 다시 원위치로 돌려 정면을 2초간 응시합니다.
3. 고개를 왼쪽으로 최대한 돌려서 2초간 유지합니다.
4. 고개를 다시 원위치로 돌려 정면을 2초간 응시합니다.
5. 1~4번을 순서대로 2회 반복합니다.

2) 치매 예방 체조

07 온몸 자극하기

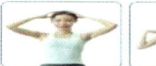 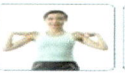 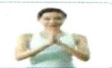

1. **머리박수**: 손가락 끝을 세워 머리를 경쾌하게 두드립니다.
2. **어깨박수**: 양손으로 어깨를 두드립니다.
3. **엉덩이박수**: 양손으로 엉덩이를 두드립니다.
4. **세로박수**: 양손을 세워 박수를 칩니다.
5. 1~4번을 순서대로 2회 반복합니다.

08 손운동(박수)

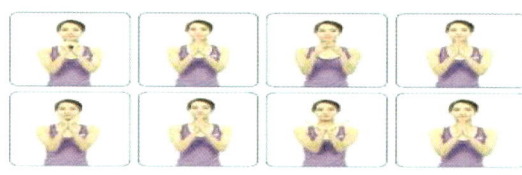

1. **주먹박수, 세로박수**: 양손은 주먹을 꼭 쥐어 4번 두드립니다.
   이어서 양 손을 펴고 손바닥으로 4번 박수를 칩니다.
2. **손끝박수, 세로박수**: 양 손가락 끝을 맞대어 4번 두드립니다.
   이어서 양 손을 펴고 손바닥으로 4번 박수를 칩니다.
3. **손바닥박수, 세로박수**: 양 손을 펴고 손바닥 중간 면으로 4번 두드려줍니다.
   그리고 양 손을 펴고 손바닥으로 4번 박수를 칩니다.
4. **손목박수, 세로박수**: 양 손의 안쪽 손목을 맞대어 4번 두드립니다.
   그리고 양 손을 펴고 손바닥으로 4번 박수를 칩니다.
5. 1~4번을 순서대로 2회 반복합니다.

09 손운동(쥐기)

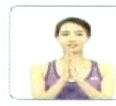 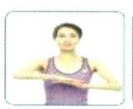 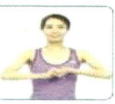 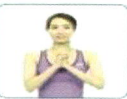

1. **세로박수**: 양 손을 맞대어 강하게 박수를 칩니다.
2. **가로박수**: 양 손을 수평이 되도록 눕혀 박수를 칩니다.
3. **가로쥐기**: 양 손을 수평으로 맞댄 상태에서 손을 꼭 쥐어 줍니다.
4. **깍지끼기**: 양 손을 서로 마주 놓고 힘껏 깍지를 낍니다.
5. 1~4번을 순서대로 2회 반복합니다.

10 팔운동 (두 팔로 하기)

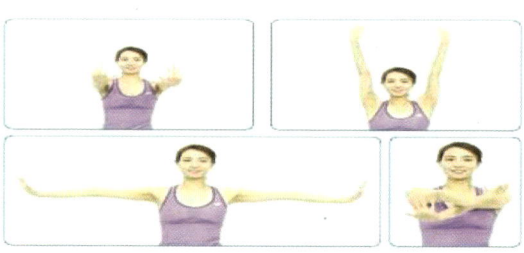

1. **양팔 앞으로 밀기**: 양팔을 가슴 앞에서 앞쪽으로 밀고 제자리로 돌아옵니다.
2. **양팔 위로 밀기**: 양팔을 위로 밀고 제자리로 돌아옵니다.
3. **양팔 옆으로 밀기**: 양팔을 좌우로 밀고 제자리로 돌아옵니다.
4. **양팔 교차하여 밀기**: 양팔을 앞을 향해 사선으로 교차시켜 밀고 제자리로 돌아옵니다.
5. 1~4번을 순서대로 2회 반복합니다.

11
팔운동
(한 팔로 하기)

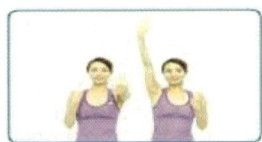 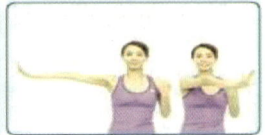

1. 한 팔씩 번갈아 밀기(앞-위-옆-사선-위-옆-사선-앞): 오른쪽을 시작으로 앞쪽, 위쪽, 옆쪽, 사선으로 한 팔씩 밀고 돌아오기를 반복합니다.
2. 전체 동작 2회 반복합니다.

<중앙치매센터>

3) 치매 예방 뇌운동

  - 유부혈 누르기 : 사고력 향상
  - 무한대 그리기 : 뇌 량 확장
  - 어요혈 누르기 : 건망증 예방
  - 턱관절 운동법 : 감각신경 자극
  - 입 운동법 : 건망증 예방
  - 귀 안마법 : 머리가 맑아지는
  - 목 안마법 : 혈과 기의 순환
  - 복식호흡 : 더 많은 산소를 뇌로
  - 금생수 호흡법 : 숨 쉬면서 총명해지는

3. 뇌기능 향상 놀이

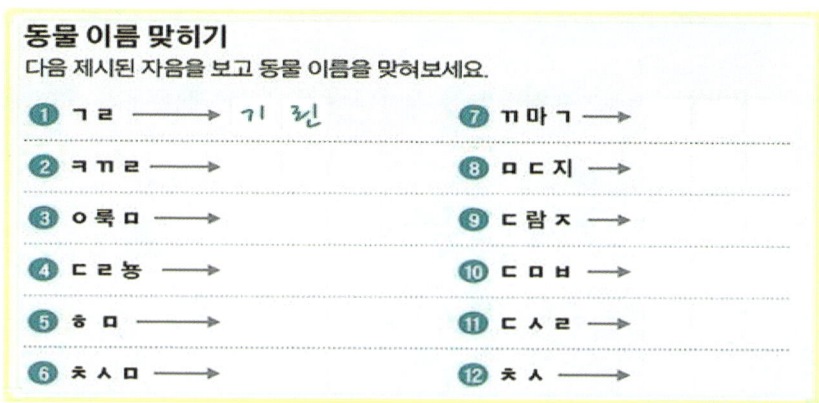

두 자음 단어 만들기
문제 다음의 자음만 보고 해당될 수 있는 두 글자 단어를 많이 생각하여 써보세요.

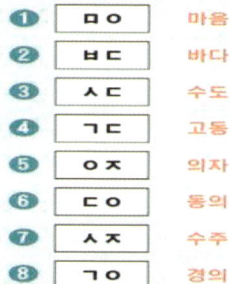

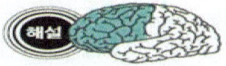
단어를 최대한 많이 생성해내는 과정을 통해 두뇌의 왼쪽 전두엽을 활성화시킬 수 있습니다.

<중앙치매센터>

■ 5주차 프로그램 평가

- 운동트레이닝을 통해 노화를 늦추며 기억력과 학습능력이 향상됨을 인지했다.
- 호흡법과 스트레칭을 통해 뇌를 젊게 유지하기 위해서 운동을 생활화해야겠다.
- 동시에 운동의 중요성을 깨달았다.
- 치매노인들에게 운동시간에 적극적으로 활용해야겠다.

■ 5주차 프로그램 요약 노트

제 2 장   미소 트레이닝

[치매예방·관리 통합교육 6주차 프로그램]

일시		회기	6주차	활동시간	(180분)
주제	미소 트레이닝			강사	
교육목적	뇌를 맑게 하는 웃음의 기능			장소	
목표 및 기대효과	뇌를 맑게 하는 웃음의 기능을 통해 긍정 신경망을 두껍게 함.				
준비물	펜, 나무젓가락 등.				
교육내용	1교시	[웃음과 뇌] 웃음 기법의 효과			
	2교시	[펜 테크닉]			
	3교시	[웃는 생활과 웃음운동] 뇌를 자극하는 웃음 운동 넌센스 퀴즈 서울구경 하루 한 번 크게 웃기 웃는 분위기 만들기			
특이사항	웃음은 긍정 신경망을 두껍게 하고 뇌를 정화 시키므로 일상생활 속에서 많이 웃자고 하면서 유머 책자라도 사야겠다고 함.				

1. 웃음과 뇌

일노일노 일소일소 一怒一老 一笑一少.

많이 듣던 이야기다. 한번 웃으면 한번 젊어지고, 한 번 화내면 그만큼 늙는다는 말이다. 웃음은 신체적 혹은 정서적 고통과 스트레스를 경감시켜 준다. 웃을 일이 있어서 웃는 것이 아니라 웃으니 일이 생긴다. 실제로 웃음은 역사가 기록된 이후 의학에서 계속 사용되어왔다. 13세기 초, 일부 외과의사들이 수술의 고통을 경감시키기 위해 웃음을 이용했다는 기록도 있다.

웃음치료는 건강을 증진하고 질병을 극복하는 데 보완적인 방법으로 사용되고 있다. 주로 질환을 앓고 있는 환자들의 고통 경감, 스트레스 수준 저하 및 정서조절 능력 함양, 의사소통 촉진 등에 효과를 보인다. 치매 예방에서는 웃음치료라는 말보다 웃음기법이라는 말이 더 적합할 듯하다. 치료보다 예방활동에 가깝기 때문이다. 웃음이 치매에 약간의 호전 효과나 진행을 늦추는 효과를 준다. 몸에 노화가 일어나도 감정은 노화가 일어나지 않는다. 80세의 할머니도, 90세의 노인도 마음은 28청춘이라 하지 않던가? 특히, 해맑게 웃는 그 순간은 18세 소녀가 된다.

웃음은 정신적 조깅[internal jogging]이다.

인간의 고통스러운 감정이나 긴장을 해소하는 카타르시스의 효과가 있다. 웃으면 헤프고 허술할 것 같지만, 오히려 명확하게 사고하고, 보다 나은 사리분별력과 상황에 맞는 적절한 행동을 한다. 웃음은 뇌의 시냅스 활동을 활발하게 한다.

치매에는 이렇다 할 특효약이 없는 현실이다. 초기 치매 환자들을 보면 얼굴에 웃음기가 없다. 이는 어떤 생각과 판단을 하게 하는 우리 뇌의 전두엽이 망가지고 있다는 의미다. 웃음을 통한 치매 예방은 조기 치매 환자의 특징을 반영한 결과물이다. 치매 환자를 위한 웃음치료는 즐거운 감정을 되살리거나, 웃음으로 반복적인 자극을 주는 방법이다. 치매는 생각의 전환, 판단력의 문제를 가지고 있다. 웃음치료로 행동으로 이러한 문제를 해결할 수 있다. 다음 말을 기억하자.

눈물은 가슴을 정화시키고, 웃음은 뇌를 정화시킨다.
웃을 일이 있어서 웃는 것이 아니라 웃으니 웃을 일이 생긴다.
뇌를 맑게 하기 위해서는 억지로라도 웃어야 할 책임이 있다.

1) 웃음기법의 효과

마음의 문을 연다.

마음이 열려야 인간관계가 좋아지고, 상대에게 웃는 모습을 보여준다. 가장 쉽게 마음을 열 수 있는 방법은 웃음이다. 웃음이 없이는 마음의 문이 잘 열리지 않는다.

스트레스를 줄인다.

스트레스의 천적이 바로 웃음이다. 웃을 수 없는 상황에서 웃는 사람은 스트레스를 잘 견뎌내는 사람이다.

자신감을 얻는다.

웃고 있을 때는 부교감 신경이 자극되어 안정감과 행복감을 가진다. 자신의 신념을 믿고 따르는 자신감을 가지게 된다. 웃음은 자신감의 빛을 발하게 한다.

자신을 받아들인다.

남을 미워하는 마음이 있다면 웃음이 나오지 않는다. 웃는다 해도 그것은 비웃음이거나 냉소일 것이다. 용서는 상대방을 위해서 하는 것이 아니라 나를 위해서 하는 것이다. 웃으면 자연스럽게 자신을 받아 수 있다.

좋은 인간관계를 만든다.

웃음으로 만난 사람들과의 관계는 웃음을 만든다.

2. 펜 테크닉 pen technique

펜을 입에 물고 억지로 웃으려고 애쓰는 것만으로도 웃음효과를 낼 수 있다. 이것을 펜 테크닉이라고 한다. 웃음운동을 처음 시작할 때, 어색하고 웃음이 잘 나오지 않는 경우에 사용하는 방법이다. 웃음이 나지 않거나 웃을 수 없는 상황에 처했을 때, 혹은 도저히 웃을 마음이 생기지 않을 때에도 활용할 수 있다.

펜처럼 생긴 것만 있으면 된다. 다른 장치나 연습 없이 쉽고 간단하게 할 수 있으면서도 효과가 뛰어나다. 펜이나 펜처럼 길고 딱딱하게 생긴 물건을 입술이 아닌 이로 물고, 입이 살짝 벌어진 상태에서 억지로라도 웃는 표정을 짓는다. 이때 주의할 점은 너무 꽉 깨물지 않은 상태로 이로 문 것이 입술에 가능한 한 닿지 않도록 한다.

펜 테크닉은 표정을 의도적으로 펜을 무는 것처럼 얼굴을 환하게 만들고 표정을 밝게 한다.

가소도 진소의 90% 효과가 있기 때문에 웃을 일이 없더라도 억지로 웃으면 얼굴 근육이 뇌신경을 자극한다.

3. 웃는 생활과 웃음 운동

1) 웃는 생활

- 즐거운 것 찾기
- 농담 없이 웃기
- 유머에 빠져 보기
- 남에게 웃음 유발하기
- 웃기는 책 읽기
- 웃음명상 해 보기
- 웃음모임이나 웃음 요가에 참여하기

2) 뇌를 자극하는 웃음 운동

웃음을 시작하기 전에 심호흡을 깊이 하면서 천천히 숨을 들이마시고 내쉰 다음, 하하, 호호 등의 소리를 내면서 웃기 시작한다. 이 운동을 반복하면서 점점 더 빨리 행하다가 나중에는 큰 웃음까지 이어간다. 마칠 때는 전신 유연운동, 얼굴 및 전신 마사지 등을 활용해서 마무리 운동을 하는 것도 잊지 말아야 한다.

웃음 운동은 근육이완, 맥박과 호흡 수 증가로 산소 소비 촉진 등의 신체적 효과를 낼 수 있다. 특히 큰 소리를 내면서 온몸을 움직이며 웃는 박장대소는 우리 몸의 650개 근육 중 230여 개의 근육을 움직이는 활동으로 전신운동을 하는 것과 거의 비슷한 효과가 있다. 심혈관계, 호흡계, 근골격계 등 신체 전반에 미치는 영향이 여타 신체 활동을 기반으로 하는 일반 운동과 효과가 거의 같다.

3) 웃는 분위기 만들기

하루 한 번 크게 웃기
소리 내어 크게 웃으면 뇌세포의 움직임이 활발해진다.

유머와 콩트
유머는 삶에 대한 긍정적이고 희망적인 태도를 심어준다.

노래와 율동

노래를 부르며 마음껏 웃을 수 있는 활동.

퀴즈 게임

웃음을 만들어내기 위한 방법으로 넌센스 퀴즈 등.

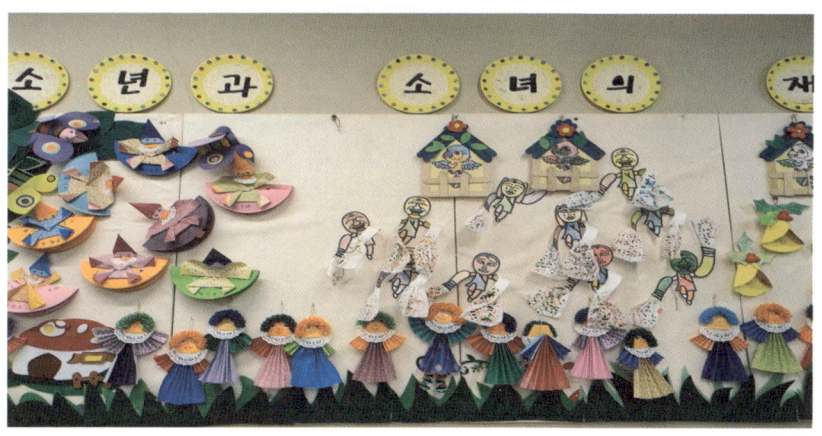

■ 6주차 프로그램평가

- 웃음을 통해 긍정신경망을 두껍게 하고 뇌를 정화 시킨다.
- 일상생활 속에서 많이 웃으려고 의도적으로라도 웃을 일을 만들어 웃으려고 노력한다.
- 교육 참여 후 요양시설과 자신들의 집안 분위기가 많이 좋아졌다

■ 6주차 프로그램 요약 노트

제 3 장 인지 트레이닝

[치매예방·관리 통합교육 7주차 프로그램]

일시		회기	7주차	활동시간	(180분)
주제	인지트레이닝			강사	
교육목적	삶의 경험을 활용할 수 있도록 하는 활동			장소	
목표 및 기대효과	삶의 경험을 활용해 뇌를 자극시킨다.				
준비물	퍼즐, 잡지책, 카드, 화투, 색종이, 가위, 색연필, 다양한 소품 등				
교육내용	1교시	[자존감 요법] 정체성 회복 감성회복 비젼회복 반복 활동			
	2교시	[인지요법] 인지요법의 개념과 목적 인지요법의 종류 인지훈련 방법			
	3교시	[회상요법] 회상요법의 개념과 목적 회상의 주제 치매노인 회상요법의 유형 치매노인 회상요법 운영			
특이사항	"우리도 어려운데 치매환자들이 잘 할 수 있을까?" 라는 걱정을 함.				

1. 자존감 요법

어떤 선택을 할 때 나보다 주변 사람을 더 의식하는 경우가 많다. 특히, 나이가 들면서 건강에 자신이 없어지면, 마음도 위축된다. 이때 자신의 행동에 주변 사람들이 부정적인 반응이나 시시한 반응을 보이면 기가 죽고 선택을 포기하는 경우가 대부분이다. 나를 먼저 사랑하는 훈련이 필요하다.

1) 정체성 회복

내가 나를 믿어주는 것이 중요하다.

다른 사람의 생각을 신경 쓰지 않고 "나는 나를 믿어" , "나는 나를 의심하지 않아."하는 단호한 태도가 필요하다. 자신을 의심하면, 포기하기 쉽다. 정체성을 찾고, 신념을 키워 스스로가 자신을 믿도록 해야 한다. 우선, 주변에서 뭐라고 말하든 신경 쓰지 말도록, 자신의 선택이 맞고, 가끔씩 실수는 누구나 하는 것이라는 위로가 바탕에 있어야 한다. 인생에 정답은 없다. 더구나 남들이 하는 말은 답이 될 수 없다. 자신의 길은 자신이 만들어가는 것이다.

- **나는 누구인가?**

==〉 과거의 나는?

==〉 현재의 나는?

==〉 미래의 나는

- **나의 장점은 무엇인가?**

2) 감성회복

이성은 머리를 흔들지만, 감성은 온몸을 흔든다.

감성은 자주, 반짝 나타났다 사라진다. 소소한 일에서 행복을 얻으려면 감성이 살아있어야 한다. 나이를 먹으면 으레 감성은 떨어질 것으로 생각하지만, 나이와 관련이 있는 것이 아니다. 감성은 관심의 우물에서 생긴다. 관찰하고, 공감하면 감성이 된다. 사소한 일에도 설렘을 가지고, 활력으로 일상을 살면 감성은 살아난다. 감성이 행복으로, 성장으로 이어진다.

설렘은 내가 정말 좋아하는 것을 향한 기대이다. 설렘이 있는 삶, 무엇인가 가슴 뿌듯한 보람이 차오르는 일상은 감성을 자극한다. 나와 주변의 좋은 점, 새로운 점을 찾는다. 속 깊은 관찰은 일상에서 신선한 자극을 만든다. 닥치는 일을 새로운 경험 하나 더 쌓는다고 받아들인다. 압박마저도 즐긴다. 긴장은 각성이고, 감각을 깨우는 활력소이다. 감각이 깨면 감성도 살아난다.

감성은 좋아하는 느낌을 찾는 것에서 시작할 수 있다. 좋아하는 것을 찾는다. 살다보면 정말 무엇을 좋아하는지 모르고 그냥그냥 사는 경우가 많다. 좋아하는 것을 하는 것이야 말고 행복한 자존감이다. 삶의 목적이나 선택의 기준이 다르다고 해도, 온전히 내가 정말 좋아하는 것을 찾고, 해보자.

- 내가 좋아하는 일?

- 좋아하는 것 (음식, 노래, 색깔.....)

3) 비전 회복 ; 꿈꾸고 계획하기

비전은 자기정체성을 현실화한다.

삶의 방향을 제시하고 구체적인 행동방식과 목표를 제공한다. 우리의 미래는 창조된다. 목표는 첫 번째 창조다. 정체성과 감성, 비젼을 반복해서 그린다.

좋은 일을 계속 반복해서 생각하면, 뇌의 긍정적 활동이 강화된다. 뇌의 활동을 극대화하여 점차 밝아져 잘 해낼 수 있다는 근본이 높아진다.

- 드림리스트 만들기

2. 인지요법

1) 인지요법의 개념과 목적

인지요법은 뇌 운동을 도와주기 위한 프로그램이다.

치매의 진행을 늦추고 증상을 완화시키기 위한 방법은 크게 약물요법과 비약물요법으로 구분한다. 비약물요법에는 인지자극요법, 신체훈련, 인정요법, 채광요법 등이 있다. 그중 가장 많이 쓰이는 방법이 인지요법이다. 시각적 치료를 통한 수 개념, 시공간 개념 등을 익혀 의식혼돈 및 사회적 고립을 느끼지 않도록 하는 치료법이다. 대상자의 전반적인 인지기능 개선을 돕고, 우울감을 포함한 정신 행동 증상을 개선한다. 일상생활 능력을 유지하거나 향상시키고, 나아가 삶의 질을 개선한다.

의식혼돈을 예방하고 지남력을 유지시키며, 집중력과 주의력, 기억력을 증진한다. 주로 단기기억력을 증진 시키고 언어능력, 공감각 능력, 수 인지력을 익히는 데 목적을 둔다. 주로 시각적 자료를 통한 개념과 다양한 시공간 능력을 익히며 환상이나 망상으로부터 벗어날 수 있도록 돕는다. 정신적인 퇴행을 막고 자기표현을 통한 건강한 생활을 할 수 있도록 한다. 게임이나 운동, 근육과 정신을 함께 사용하게 하여 즐겁게 프로그램에 참여할 수 있도록 구성되어 있다.

2) 인지요법의 종류

노화나 치매로 인해 손상이 쉬운 기억력, 지남력, 판단력, 집중력,

억제력, 계산력, 시공간능력, 언어능력 등의 인지기능을 훈련할 수 있는 프로그램은 모두 인지요법이라 할 수 있다.

시간, 사람, 공간 등에 대한 인지력 훈련, 지남력 훈련, 자기의 생각이나 감정을 상대방에게 적절히 표현할 수 있도록 하는 의사소통 훈련도 인지훈련이라 할 수 있다. 구체적으로는 미로게임, 시각인지 메모리판, 빙고게임, 공기주머니 던지기, 레이스 연결하기, 퍼즐 맞추기 등이 있다. 그 밖에도 그림 보고 계절 알아맞추기, 계절별 채소 및 과일 고르기, 음식 고르기, 역할 구분하기, 용도 및 색 구분하기, 물건 기억하기, 기억카드 놀이, 소리 구별하기, 달력 만들기, 윷놀이 등 기억과 관련된 훈련이 가능한 여러 방법이 있다.

3) 우리나라의 인지훈련 프로그램과 훈련방법

대 상	프로그램 명	개발 및 배포처
경도인지장애 초기치매 대상자	반짝반짝 뇌운동	보건복지부, 중앙치매센터
중 고도 치매 대상자	나답게 하루하루 프로그램	보건복지부, 중앙치매센터
장기요양보험 수급자 (치매 특별등급 포함)	인지활동형 프로그램	국민건강보험공단
장기요양보험 수급자 및 일반 노인	두근두근頭筋頭筋 뇌운동	보건복지부, 중앙치매센터

이미 개발된 인지훈련 프로그램이라 하더라도 정형화 된 틀은 아니다. 따라서 위의 방법 이외에도 다양하게 응용할 수 있다. 또, 아무리 좋은 프로그램이라 하더라도 대상자의 인지상태나 정서에 적합한 것을

사용해야 한다. 운영자가 자신 있게 쓸 수 있는 프로그램이어야 함은 물론이다. 운영자의 진행방법에 따라 결과에 많은 차이가 있기 때문이다. 또, 같은 프로그램이라도 대상자의 그날그날 상태에 따라 핵심과 난이도를 조절해야 한다.

▶ 실습(예)
=〉 퍼즐 맞추기
　　손의 소근육을 활용하여 집중력을 향상시킨다.
　　작은 개수의 퍼즐부터 단계적으로 늘려간다.
=〉 카드놀이
　　카드나 화투를 보여준 후 일정시간이 지난 뒤 순서대로 이야기한다.
　　(인지력 향상 효과)
=〉 미완성 마무리
　　완성된 그림을 보고 미완성된 그림을 완성하게 하는 활동.

3. 회상요법

회상이라는 말은 지나간 일을 돌이켜 생각한다는 뜻이다.

사전에서는 '한 번 경험하고 난 사물이나 사건을 나중에 재생하는 일'이라 정의한다. 회상요법은 노인들이 경험한 과거에 사건을 현재화하여 재구성하고 이를 타인 또는 대상과 함께 공유하는 정신사회적 치료 중의 하나다. 회상요법은 1960년대 미국에서 노인을 위한 심리치료로 처음 시작되었으며 현재 전 세계적으로 보급이 확산되고 있다. 회상요법의 목적은 과거의 경험을 되살리는 의식적인 과정에서 해결되지 못한 갈등을 재검토하여 해결의 단서를 찾는 데 있다. 이를 통하여 문제에 융통성 있게 대처하고, 나아가 희망을 남은 생을 살 수 있도록 돕는다.

1) 회상요법의 개념과 목적

회상요법은 감정지향적인 접근이다.

과거 환경과 문화, 생활양식을 재음미하는 기회를 제공함으로써 치매노인의 치료와 재활에 도움을 준다. 과거 경험의 재평가와 재구성을 통하여 자존감을 향상하고 생의 의미를 발견하거나, 과거의 미해결된 갈등과 좌절에 대한 감정적 표출을 통하여 자아통합감을 향상하는 등의 긍정적 측면이 있다. 개인적인 과거 일상사건이나 사회 문화적 배경의 역사적 사건과 환경 등 살아온 일생에 대한 기억이나 추억 등을 서로 함께 이야기하도록 유도한다. 과거의 기억에 대한 추억과 향수를 불러일으켜서 심리적으로 안정감을 느끼도록 한다.

교육 수준이나 증상의 상태와 상관없이 들을 수 있고, 관심이 있는 사람이면 누구나 참여할 수 있다. 노인성 치매는 거의 장기기억에 문제가 없다는 점을 활용한다. 단지 혼자서 부정적 회상에 빠지는 경우 우울증으로 발전할 수 있다는 점을 주의해야 한다. 회상을 통해 재구성한 이야기를 남들이 공감하고 받아들일 때, 삶의 의미가 견고해지고, 자아가 긍정적으로 강화된다.

회상요법의 주제는 치매 노인의 개인적 상황과 환경적 상황에 대해 수집된 정보 중에서 기억을 유발하기 쉽게 하는 부분을 주제로 선정한다. 추억의 공유로 갈등의 해소에 도움을 줄 수 있는 주제, 행복하고 유쾌한 회상을 할 수 있는 주제를 선정해야 한다. 될 수 있으면 죄책감이나 갈등, 실망감 등 부정적인 정서를 유발할 수 있는 주제는 선정하지 않는 것이 좋다.

회상요법에서 주로 활용하는 주제는 고향, 출생, 나이, 생일, 명절, 애완동물, 고향집, 어린 시절에 함께하던 놀이, 어린 시절 살던 집, 친구, 가장 기억에 남는 음식이나 선생님, 즐겨 입던 옷과 음식, 첫 입학, 첫 직장생활, 사계절이나 농사일, 첫사랑, 결혼, 자녀를 낳고 키우며 가장 행복했던 일, 옛 노래, 군대 경험 등 과거를 떠올리도록 한다. 생각을 돕기 위해 그림이나 사진, 잡지, 책 등 다양하게 활용할 수 있다. 기억력을 향상시켜서 치매예방에도 효과적이고 동료 간 친목 도모에도 기여할 수 있는 주제, 이야기를 나누며 공감하고 긍정적인 관계를 형성할 수 있는 주제가 좋다.

2) 치매노인 회상요법의 운영

회상요법의 운영 방법은 다양하다.

치료자는 노인의 독창성과 가치를 인식하여 지속적인 관계를 만들 수 있는 개인 회상요법과 사람들과 상호작용을 가지며 사회성을 기르고, 정서적 정화를 함께 얻을 수 있는 집단회상요법, 가정방문을 통한 회상요법, 치매의 정도에 따른 회상요법 등 다양하다.

회상요법은 조용한 상태에서, 또는 여러 사람이 있는 가운데 혼자서도 할 수 있으며 임의적일 수도 있고 구조화된 것일 수도 있다. 회상의 유형에는 자유연상과 선택형으로 구분하기도 하며 자유연상은 단순한 이야기로 표현한다. 선택적 회상은 자신에게 또는 다른 사람에게 보이고 싶은 의도를 표현하는 경우다.

가. 회상요법에서 대화 방법

- 그 사람을 있는 그대로 수용한다.
- 핀잔금지, 건성대답 금지, 바보취급 금지
- 공감하며 듣는다.
- 눈을 보고 고개를 끄덕이며, 맞장구를 친다.
- 칭찬하고 격려한다 : 별거 아닌 인생은 없다.
- 살아온 날을 이해한다.

나. 회상요법 훈련

■ **오류배제활동**

기억하고자 하는 정보를 뒤부터 단계적으로 연결하는 학습으로 기억력 증진활동.

■ **시간차 회상 훈련**

기억이 지속되는 시간을 증가시켜 인지적 기능의 감소를 돕는 활동.

■ **촉감동원훈련**

사물을 눈을 감고 만져보게 함으로써 기능을 유지시키는 활동. 촉감기능 유지

■ 7주차 프로그램 평가

- 인지트레이닝은 전두엽 자극 활동을 극대화한다.
- 단일군 집단의 프로그램으로 교육시간에 집중력을 향상시킨다.
- 치매노인들의 프로그램 수업 시 인지활동을 함으로써 일상생활 수행능력을 높인다
- 동시에 자존감을 높이도록 한다.

■ 7주차 프로그램 요약 노트

제 4 장   두뇌 트레이닝

[치매예방·관리 통합교육 8주차 프로그램]

일시		회기	8주차	활동시간	(180분)
주제	두뇌 트레이닝			강사	
교육목적	뇌를 골고루 사용할 수 있도록 하는 활동			장소	
목표 및 기대효과	다양한 활동을 통해 뇌를 자극하여 뇌를 골고루 사용할 수 있도록 함.				
준비물	숨은 그림, 숫자판, 그림책, 성냥개비, 나무젓가락 등.				
교육내용	1교시	[기억요법] 숫자 작업라인 퍼즐 맞추기 기억하기 퀴즈			
	2교시	[그림요법] 숨은 그림 찾기 다른 부분 찾기			
	3교시	[놀이요법] 숫자 더하기 칠교놀이 피사의 탑 쌓기			
특이사항	두뇌 트레이닝을 통해 뇌를 골고루 사용할 수 있다. 오랜만에 뇌를 너무 많이 사용한 것 같은 느낌을 받는다. 치매노인 프로그램 활동에 꼭 적용시켜 사용 해 봐야겠다고 함.				

1. 기억요법

■ 숫자 작업 라인

이 게임은 사용자의 정보 저장 및 조작 능력을 테스트하기 위한 것이다. 사용자는 여러 가지 숫자를 기억하고 목표 숫자에 도달하기 위해 암산을 해야 한다. 이를 통해 작업 기억에 사용되는 신경망을 강화할 수 있다. 언어 이해, 읽기, 수학, 학습 또는 추론과 같은 복잡한 인지 작업을 보다 효율적으로 수행 할 수 있다.

■ 퍼즐맞추기

게임 시작 때 제공되는 정보를 기억해야 한다. 이 활동은 기억을 저장하는 데 사용되는 신경 패턴을 활성화하는 데 도움이 된다. 기억력을 개선하면 텍스트와 언어를 더 쉽게 이해할 수 있다.

■ 기억하기 퀴즈

조금 전의 상황, 어제 이 시간의 상황, 사물이나 그림 등을 보여 준 후 기억하여 이야기하거나 질문에 답하도록 하는 활동이다. 단어 기억하기는 순서를 정하여 앞사람이 이야기한 단어를 다음 사람이 이야기한 후 새로운 단어를 이야기하는 게임이다. 듣고 말하기 훈련인 동시에 기억력 훈련이 된다.

2. 그림요법

■ 숨은그림찾기

숨은그림찾기는 두 개 이상 도형의 중복된 그림 안에서 지시된 그림을 찾아내는 활동이다. 그림에서 숨은 그림, 문자, 숫자 등을 찾는 활동은 변별력을 기르는데 효과적이다. 두 개 이상의 도형이 겹쳐진 중복된 그림을 이용하여 지시된 그림을 찾아내게 하는 활동은 눈과 손의 협응력도 길러준다. 주의집중 행동의 형성에도 효과를 보인다.

주의집중, 공간방향 정위에 결함이 있는 사람은 배경에서 특정 대상을 구별하는데 어려움을 겪는다. 주의집중기능은 감각운동 경험, 지각이나 인지 발달에 의존되어 있으므로 다양하고 적절한 훈련에 의해서 주의기능의 결함을 개선할 수 있다.

집중력을 발휘시키고, 요령을 알게 되면 아주 좋아하는 활동이다. 그림 속 숨겨진 사물들을 찾아보면서 성취감을 키워주는 활동이기도 하다.

■ 다른 그림 찾기

다른 그림 찾기는 집중력 높이는 데 도움이 된다. 신중하게 찾아야 하니 관찰력이 요구된다. 교육 보조 자료는 성인용뿐만 아니라 어린이용도 다양하다. 처음부터 너무 어려운 것을 제시하면 흥미를 잃을 수 있으니 주의해야 한다. 평소 자주 하지 않던 활동이라 처음에는 어려워한다. 반복될수록 금방 찾을 수 있는 안목이 향상되어 흥미로워 집중하면서 잘하게 되는 활동이다.

3. 놀이요법

놀이훈련은 게임과 머리 쓰기를 합한 훈련이다. 숫자 더하기 놀이는 보여준 숫자에 더하기 1을 하면 맞히는 것이다. 예를 들면, 2573→3684, 7385→8496, 익숙해지면 +2, +3으로 넓혀간다. 칠교놀이는 정사각형을 일곱 조각으로 나누어 인물, 동물, 식물, 건축물 등 사물을 만들면서 기능향상에 도움을 주는 활동이다.

칠교놀이는 정사각형을 일곱 조각으로 나누어 인물, 동물, 식물, 건축물 등 사물을 만들면서 기능향상에 도움을 주는 활동이다. 피사의 사탑 쌓기 놀이는 성냥개비나 쉽게 구할 수 있는 이쑤시개를 이용하여 피사의 사탑처럼 탑을 쌓게 한다.

- **8주차 프로그램 평가**

  - 두뇌 트레이닝을 통해 뇌를 골고루 사용할 수 있도록 한다.
  - 단일군을 대상으로 교육시간에 돌아가면서 수업을 숙지한다.
  - 직접 치매노인들 프로그램 활동에 적용시켜 사용할 수 있겠다.
  - 치매노인들이 잘 못 할 거라고 생각했는데 생각보다 잘 따라한다.

- **8주차 프로그램 요약 노트**

제 5 장　미술·음악 트레이닝

[치매예방·관리 통합교육 9주차 프로그램]

일시			회기	9주차	활동시간	
주제	미술·음악 트레이닝				강사	
교육목적	미술활동의 시각 촉각 자극, 음악활동은 심리 개선 및 환경 적응				장소	
목표 및 기대효과	미술활동의 촉각적 자극으로 뇌 세포 활동과 음악활동은 환경에 적응을 도움					
준비물	색종이, 한지, 풀, 색연필 등					
교육내용	1교시	[간단한 미술 활동] 　만다라 색칠하기 　직조놀이 　종이접기 　한지랑 놀자 　찢기				
	2교시	[일상생활 동작과 놀이] 　물건정리정돈 　일상생활 놀이 　전통놀이 　장날놀이				
	3교시	[음악요법] 　장단 맞추기 　가사 바꿔 부르기 　멋쟁이 지휘자				
특이사항	미술과 음악 트레이닝을 통해 치매노인들에게 적용시키면 무척 좋아 할 것 같다고 즐거워 함. 단순한 놀이 인 것 같은데 두뇌가 많이 자극되는 것 같다고 함.					

1. 간단한 미술 활동

　미술 활동은 시각적, 비언어적으로 자신의 생각을 정리하고 표현하는 방법이다. 추상적 감정이나 현실 인식을 구체적 형태로 표현하는 기회이기도 하다. 기억의 확장이나 관찰을 통하여 미술 활동을 할 수 있는데, 그 영역은 그리기, 만들기, 색칠하기, 색종이 접기, 오리기 붙이기 등 여러 분야가 있다. 미술 활동을 통해 심리적 정서적 안정을 얻을 수 있다. 움직임을 동반하면서 소근육 운동기능을 향상시킬 수 있다. 의사 표현 능력 나아가 인지기능을 체계화하는 훈련의 효과도 가진다.

　미술 작품 활동에 참여하거나, 감상하고 소감을 이야기하는 과정은 삶의 경험을 긍정적으로 해석하는 계기가 된다. 갈등을 해소하고 감정을 표현하는 능력도 향상된다. 주의할 점은 참여에 부담을 주거나, 칼, 가위 등을 사용할 때 안전에 특히 유의해야 한다. 그림 그리기 위해 빈 백지를 주어서는 안 된다. 반드시 밑그림을 제공하고, 가장자리 칠하기 등 초벌 작업을 한 후에 참여시켜야 한다.

■ **만다라 색칠하기**

　만다라 색칠은 원의 중심으로 모이는 동형을 통해 자신의 내면을 느끼고, 표현함으로써 내적 자신감을 가진다. 이로써 내적 안정을 찾는 것을 도와주며 집중력, 자신감, 성취감을 키워주는 활동이다.

■ 직조놀이

소근육과 집중력을 자극 시키는 활동이다. 색종이와 여러 가지 재료를 이용하여 아름다움을 표현할 수 있도록 한다.

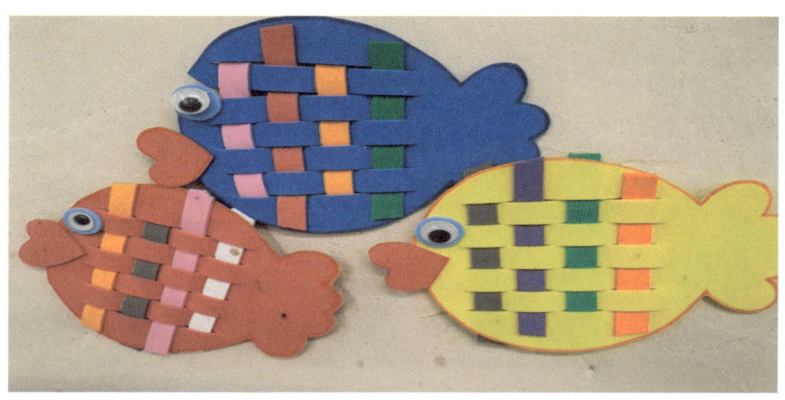

■ 종이접기

색종이 등 각종 종이를 이용하여 삼각형, 네모 등으로 접어 사물의 모양을 만드는 작업이다.

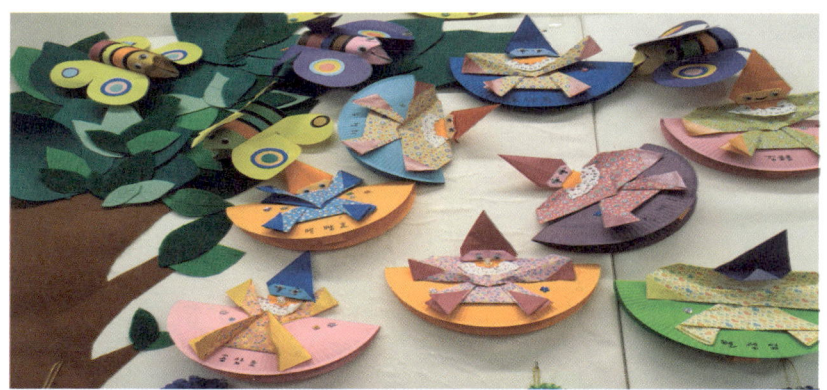

- **한지랑 놀자**

한지를 찢거나 구겨서 꽃잎, 모자이크 등의 사물을 만드는 활동을 말한다.

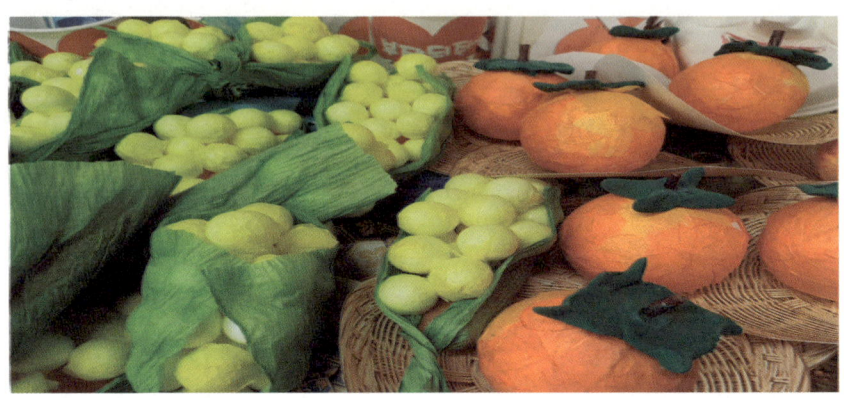

- **찍기**

재료를 이용하여 활동하기 힘드신 분들이 쉽게 참여할 수 있는 활동이다. 지문 찍기, 나뭇잎이나 꽃잎 찍기 등의 활동이 가능하다.

2. 일상생활 동작과 놀이

■ 일상생활 동작

지금까지 살아온 삶에서 익숙한 행동을 다시 해 보는 것이다. 특별히 어려운 일을 하거나 억지 활동을 지어내는 것이 아니다. 실생활에 적용할 수 있어 일상생활 수행능력을 유지 또는 향상시키는 효과가 크다. 물건 정리정돈하는 것이 가장 흔하고 반응이 좋은 활동이다. 생활용품을 항목별로 분류하기, 옷이나 양말을 개는 활동 등이 포함된다. 메모지 이용하기, 전화 걸기 등 일상생활 놀이부터, 명절날 떡 만들기, 동지 팥죽 만들기 등 추억과 활동을 같이 하는 기회를 가진다. 집안일 체험 놀이와 연계가 된다. 이미 알고 있던 일이라 흥미를 잃을 수도 있다. 강요해서는 안 된다. 참여가 좋고 결과를 내놓으면 칭찬을 아끼지 말아야 한다.

■ 놀이 활동

오래전에 해 보았던, 몸에 익은 놀이를 다시 해보는 작업이다. 과거를 회상하고 흥미를 유발할 수 있어 참여도가 높다. 제기차기, 비석치기 등 어린 시절 놀이를 할 수도 있다. 농사일 체험 놀이, 아이 돌보기 놀이, 강가 빨래 놀이, 학교 놀이, 장날 놀이 등 다양한 놀이를 할 수 있다.

어릴 적 재미있던 놀이를 통해 유쾌하고 긍정적인 자아를 발견한다. 동시에 놀이를 통해 주변 사람들과 규칙을 적용하면서 사회성을 함양한다. 사회적인 교류를 통해 자신의 존재감을 확인하고, 삶의 의미를 재인식한다. 공포를 극복하고, 창조적 사고, 열정과 정화, 관계증진의 효과를 얻는다.

움직임이 동반되는 활동이므로 안전사고 예방에 특히 유의해야 한다. 신체 움직임이 제한된 대상자는 앉거나 누워서 참여하도록 한다. 억지로 참여시키거나 경쟁을 유발하는 행위는 금한다. 꼭 상을 주려면, 활동이 끝난 후 모두에게 골고루 보상을 해야 한다.

3. 음악 요법

음악은 우리 삶에서 활력소이자 위안을 주는 역할을 한다.

음악 활동에 참여하거나, 듣고만 있어도 생활 에너지를 상승시키고, 즐거움을 준다. 특별한 능력이나 기술이 없어도 시간을 즐겁게 보낼 수 있게 해주고, 궁극적으로 삶의 질을 높인다. 미국의 음악치료협회에서는 음악이 정신과 신체의 건강을 복원하고 유지시키는 역할을 한다.
노인은 감각기능, 운동능력, 지능 등이 쇠퇴하고 저하한다. 사회적으로 영향력이 적어지고, 소외감이나 우울감을 느끼는 경우가 많다. 이에, 음악이 지닌 사회적, 현실성, 리듬성, 구조성이 노인의 현실 적응력을 높이고 행복감을 준다. 신경질환이나 내면을 강화 향상하는 효과도 있다.
암환자는 선호하는 음악을 들으면서 죽음에 대한 불안감이나 통증이 완화되는 효과를 얻을 수 있다. 통증을 감지하는 신경이 분산되는 탓이다. 또 평소 선호하던 노래를 부르며 회상하게 되는 애틋한 기억은 긍정적인 정서를 경험하게 해준다. 나아가 투병생활 중 자신이 겪게 되는 신체, 심리, 사회적인 변화를 노랫말로 만들어 노래 만들기 작업도 할 수 있다. 특별한 연주 교육이 필요 없는 즉흥 연주를 통해 자신의 정서적 이슈나 대인관계의 어려움을 표현할 수도 있다.

이러한 기능을 치매예방 활동에 도입한 것이 음악활동이다. 음악치료의 방법인 수동적인 음악감상으로부터 시작해서 노래 부르기, 악기 연주 등의 능동적인 활동까지 다양한 접근이 가능하다. 또한, 주어진 음악활동을 단순히 수행하는 활동 중심적인 것으로부터 출발해, 음악활동을 통해 느낀 감정이나 생각을 대화로 표현하고, 자신의 고민과 문제를 재정립하는 재교육과정까지도 아우른다.

노인시설에서 치매 예방을 위한 프로그램을 운영할 때 유의할 점이 있다. 주로 많이 하는 활동이 과거의 기억을 회상할 수 있는 영상을 제공하고, 노래를 듣고, 따라 부르는 것이다. 동시에 손뼉이나 율동을 겸하면 더 효과적이다. 음악 활동에서 선곡은 이미 알고 있는 옛날 노래나 강요나 동요가 부담이 없고 정서에도 맞다. 어린 시절 즐겨 불렀던 노래가 나오면 자신도 모르게 따라 부른다. 영상과 연계를 하면 회상요법의 효과까지 얻는다.

음악 활동은 과거를 떠올리며 즐거운 마음으로 다른 치료에 적응하도록 마음의 문을 여는 효과도 있다. 기분 상태를 고조시키고, 무력감을 해소하여 심리적, 정서적 위축에서 벗어난다. 소리 높여 노래를 부르며 자신의 존재감을 과시하고 갈등을 해소한다. 가급적 큰 글씨가 나오는 노래집이나 영상을 사용해야 한다.

■ 장단 맞추기

손을 활용한 여러 가지 방법으로 장단을 맞추도록 한다.

■ 가사 바꿔 부르기

특정 부분을 정한 후 가사를 바꾸어 불러보기.

■ 멋쟁이 지휘자

멋진 지휘자가 되어보자는 주제로 자신의 감정을 최대한 표현할 수 있도록 좋아하는 음악과 함께 활동하기.

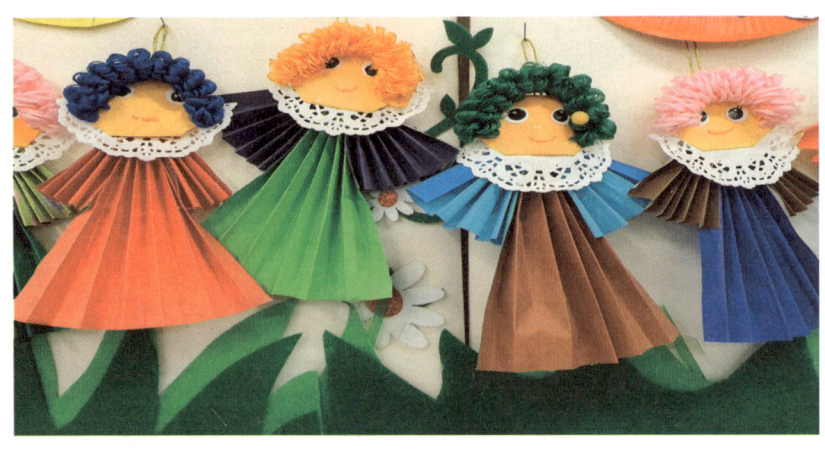

■ 9주차 프로그램 평가

- 미술. 음악 트레이닝을 통해 악기를 신체 부위로 표현함으로서 수업 내내 즐거웠다.
- 처음에는 표현을 못하고 어색해 했지만 시간이 지날수록 적극적으로 참여했다.
- 교육 후 치매노인들에게 수업을 적용 시키면서 자신들이 더 즐거웠다.
- 워킹메모리를 띄워 두뇌를 자극함으로 뇌 세포 활동에 도움을 준다.

■ 9주차 프로그램 요약 노트

제 6 장   언어·작업 트레이닝

[치매예방·관리 통합교육 10주차 프로그램]

일시		회기	10주차	활동시간	(180분)
주제	언어·작업 트레이닝			강사	
교육목적	언어력 유지와 기억력, 손의 작업능력 개선 방법				장소	
목표 및 기대효과	적재적소에 맞는 언어사용으로 뇌를 자극하고 발음향상에 도움을 줌과 동시에 소근육 발달					
준비물	색지, 가위, 색연필, 풀등					

교육내용	1교시	[단어 활동]
		  끝말잇기
		  단어 연상 하기
		  스무고개 놀이				

	2교시	[언어로 표현하기]
		  작명가 놀이
		  삼행시 짓기
		  세계 언어				

	3교시	[작업 활동]
		  북아트 만들기
		  부채 만들기
		  제기 만들기 등				

특이사항	단어 능력을 키워야 하겠다는 결심 말을 통한 놀이의 진행방법에 대한 이해 놀이로써의 일에 대한 수용					

1. 단어활동

■ 끝말잇기

두 명 이상의 사람이 일정한 순서를 정하고, 그에 따라 돌아가면서 자신의 바로 전 차례의 사람이 제시한 낱말의 마지막 글자로 시작하는 낱말을 말하는 형식의 말놀이다. 모르는 단어를 배우고, 머리를 쓰면서 단어를 생각해 내면서, 집중력이 높아지며 뇌에 자극이 된다. 혼자서 해도 효과가 있고, 두 사람씩 짝을 이루어서 하는 방법도 있다. 참여자 수준에 따라서 단어의 수를 두 단어나 세 단어로 제한할 수도 있다.

끝말잇기를 할 때는 모든 참가자가 아는 단어를 사용한다. 듣도 보도 못한 단어가 나오면 정말로 있는 단어냐는 의심이 들고, 이러다 보면 게임이 원활하게 진행되지 않기 때문이다.

■ 단어연상하기

동물, 과일, 산, 나라, 꽃, 색깔, 도시, 반찬, 채소, 물고기 등 이름을 말하는 놀이다. 아니면, 특정한 단어를 제시하고 그 단어로부터 연상되는 단어를 기억해 내도록 하는 활동이다. 보통 단어 간의 의미적 연관성에 의해 연상이 일어나는 경우가 많다. 특정 단어를 불러주면 그것을 듣고 떠오르는 단어로 반응을 살피는 심리검사기법도 있다. 단어와 관련된 기억을 이야기 하면 회상요법의 효과를 얻기도 한다. 해당 단어를 생각해 내는 것만으로도 전두엽 활성화에 효과적인 활동이다.

- 스무고개

한 사람이 어떤 물건을 마음속으로 생각하면, 다른 사람이 스무 번까지 질문을 해서 그것을 알아맞히는 놀이다. 질문은 원칙적으로는 '예, 아니오'로 대답할 수 있는 것이어야 하지만, 규칙에 따라 질문을 되풀이 하면서 핵심으로 좁혀나간다. 단어를 이야기하면 연관된 것을 상상하여 답하게 되므로 뇌의 활성화와 기억력 향상에 도움이 된다.

2. 언어로 표현하기

- 작명가 놀이

주위에서 쉽게 볼 수 있는 간판, 사람 이름, 사물 이름 등을 떠 올리고 다시 지어주는 놀이. 이름을 지은 이유를 말하면서 논리를 유지한다. 다른 이름을 생각하면서 뇌를 훈련시켜준다. 이름 풀이와 기억나는 이름 이야기하기 등 이름과 관련된 놀이로 응용할 수 있다.

- 삼행시 짓기

삼행시 짓기 방법을 알려주고 사례나 연습을 통해 숙달시킨다. 자기 이름 삼행시가 대표적이다. 자신의 정체성을 확인하는 계기가 된다. 그 밖에 사물을 선정하여 제시어를 주는 방법도 있다. 글로 할 경우는 신문이나 잡지에서 글자를 오려서 제시어로 쓰고, 그에 맞는 말을 이어가도록 한다. 이처럼 관련 단어를 찾아 문장을 만들어 가면서 자존감이 향상되는 활동이다.

■ 세계 언어 비교하기

인터넷 정보를 이용해 우리나라 말과 세계 언어들의 표현을 비교하는 수업이다. 해당 언어를 쓰는 국가에 대한 상식을 곁들여 이야기한다. 중국, 일본, 태국 등 여행 경험이 있는 경우 발표시키면 인지회상요법의 효과를 동시에 얻는다.

3. 작업활동

■ 북 아트 만들기

북 아트의 기법에는 지그재그로 접어서 펼치는 아코디언 북(우리말로 병풍책이라고 불리는 기법), 책을 펼쳤을 때 페이지가 깃발처럼 한쪽 방향으로 누워 펼쳐지는 플래그 북, 문이 열리는 방향으로 그림들이 열리는 플랜 북, 낱장의 종이를 한곳에 모아 고정시켜 펼치는 팬 북, 긴 종이를 말아서 한쪽 면만 사용이 가능한 두루마리 북, 그림들이 입체적으로 튀어 오르는 팝업 북 등이 있다. 북 아트의 형식은 글자 없이 형상만으로 구성될 수도 있고 반대로 문자만으로 이루어지기도 한다. 순간적인 퍼포먼스나 설치미술을 기록하는 기록형식을 취하기도 한다. 북 아트는 창의적 독서와 연관되어 어린이 독서치료 및 독서지도에 많이 이용되고 있다. 최근에 기성의 교구를 이용한 치매예방 활동의 수단으로 등장했다.

■ 손수 만들기

♥ 부채 만들기

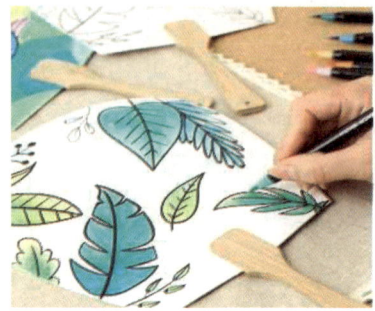

♥ 접시제기 만들기

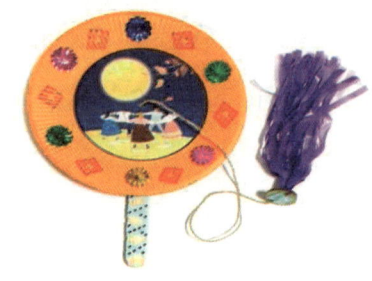

♥ 초롱등만들기

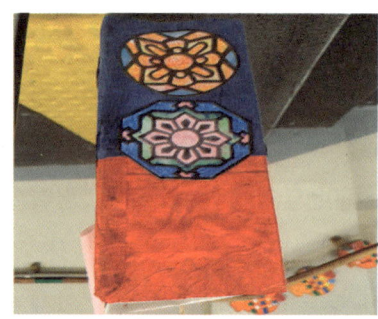

♥ 노리개 만들기

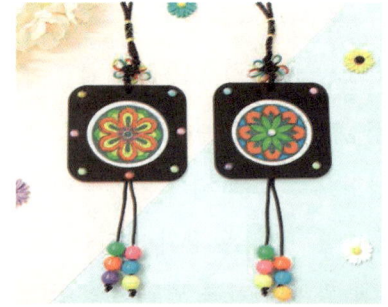

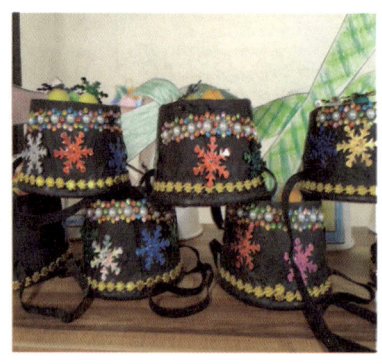

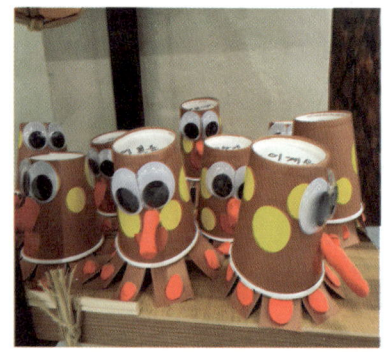

■ 10주차 프로그램 평가

- 언어·작업트레이닝을 함으로서 자신들의 발음이 명확해졌다.
- 발음이 어눌한 치매노인들에게 일상 생활속에서 발음연습을 시킬 수 있다.
- 적재적소에 맞는 언어사용을 유도할 수 있다.
- 작업을 통해 손의 둔함을 막고 유연성 저하도 예방할 수 있다.

■ 10주차 프로그램 요약 노트

제 7 장   문학 트레이닝

[치매예방·관리 통합교육 11주차 프로그램]

일시		회기	11회차	활동시간	(180분)
주제	문학 트레이닝			강사	
교육목적	감정을 마음껏 표현하면서 마음이 편안해짐.			장소	
목표 및 기대효과	감정을 마음껏 표현하면서 마음이 이완되고 편안해지는 시간.				
준비물	노트, 색연필, 펜				
교육내용	1교시	[쓰기] 그림책 읽고 쓰기 일기쓰기 작은 자서전 쓰기 유언장 쓰기			
	2교시	[시 읽기와 짓기] 시낭송하기 시 짓기			
	3교시	[이야기하기] 생각 나는 대로 말하기 여행 소개하기 생각나는 말 이어가기			
특이사항	회상요법을 통해 자신의 과거를 회상하면서 글로 표현함과 동시에 자신의 감정을 마음껏 나누면서 동심으로 돌아간 것 같다고 함. 자서전 쓰기 등을 할 때 글을 모르는 사람은 어떻게 해야 하는지에 대해서 질문을 하기도 함.				

1. 쓰기

■ 그림책 읽고 쓰기

마음 속 생각을 표현할 줄 아는 사람은 질병에 걸릴 확률이 낮다.

그림책을 읽고 생각을 말하도록 한다. '어르신 이야기책'을 사용할 수도 있다. 어르신의 상태에 따라 단계별로 교재를 선택해야 한다. 치매가 많이 진행되거나 글 읽기가 어려운 분들을 위한 교재도 있다. 다만 운영할 때 개인의 자존심을 건드리지 않도록 유의해야 한다.

■ 일기 쓰기

치매를 다스리는 의사들이 공통적으로 권하는 것이
쓰기 작업이다.

평소에 글을 안 쓰던 사람들이 글을 쓰기는 쉽지 않다. 글은 이야기하듯 쓰면 된다. 그중 가장 좋은 방법이 일기쓰기이다. 매일 일과를 시작하면서 자신과 주변에서 일어나는 일을 관찰하고 자신의 관점에서 이야기로 만들어 쓰도록 지도하는 방법이다. 하루 이틀에 그만두지 말고 장기적으로 써 나가야 한다.

날씨, 친구, 음식, TV 드라마 등 주변에 일어나는 일을 묘사하기 시작하면 관찰하는 능력이 생기고, 이것을 글로 설명하려면 체계적인 사고방식, 논리적 설명을 해야 한다. 이 사이 전두엽 자극이 일어난다. 인지 회상 요법의 효과를 얻을 수 있다.

■ 작은 자서전 쓰기

자서전을 쓴다는 것은 자신에 대해 말하는 기회다.

일어났던 것뿐 아니라, 자신도 잊고 있었던, 억압되어 왔거나 숨겨왔던 자신의 내면을 표현하는 기회다. 이 과정에서 생기는 이해와 통합은 삶에 또 다른 의미를 부여한다. 인지적 통찰과 자기 이해로 자기통합을 이룬다. 노년기가 되면 당면하는 정체성 위기에 대응하며, 자아성장의 계기가 된다. 창의적인 제목을 선정한 후 시대별 상황(탄생에서부터 현재까지)을 묘사하고, 사진, 편지, 상장, 훈장 등을 활용하여 살아온 길을 일화로 표현하도록 한다.

자서전 쓰기는 마음의 상처를 치유하는 방법이다. 외적, 타의적 개입으로 상처를 낫게 하는 것이 아니다. 내부의 힘에 의해서 스스로 상처를 회복해 간다. 자신의 문제를 발견하고 해결을 시도하며, 수용 방법을 터득해 나간다. 자신의 내면에 자리하고 있던 분노, 슬픔, 후회의 감정을 내쏟는 자신의 글이기 때문이다.

어렸을 때 돌 사진, 학교 졸업, 수학여행 사진, 결혼사진, 자녀들 자라는 사진도 있다. 변곡점이 되거나, 잊히지 않는 장면의 사진을 고른다. 누군가에게 꼭 해주고 싶은 이야기를 담고 있는 사진도 뽑는다. 볼 때마다 생각나는 몇 마디를 중얼거린다. 이 친구 참 재밌는 친구였지. 이 친구 부모님께서 내게 참 잘해주셨지. 여기 여행 음식이 특별했지. 그때의 모습과 기분, 분위기, 느낌과 생각을 끌어낸다. 연대별, 또는 주제별로 사진을 선정한다. 핵심어와 스토리를 구상한다. 기억력이 회복되고, 자연스럽게 옛날이야기가 떠오른다.

- **자서전 쓰기의 효과**
  - 내면적 자아성찰, 자기정체성 모색, 자아존중감, 성취감
  - 사실의 객관화, 의미화와 긍정적 발설
  - 자기치유, 심리적 안정감, 정서적 해방감, 우울증 치료
  - 기억력 개선, 삶의 의미와 가치 발견, 목표와 행동의 변화,
  - 치매예방

우리 몸의 적정 기능을 유지하기 위해서는 정기적인 자극이 필요하다. 사용하지 않으면 잃어버린다. 기억과 인지능력도 같다. 자서전 쓰기를 통하여 과거를 긍정적으로 회상하고, 낙관적인 인생관으로 미래를 설계하는 것은 우울증이나 이에 동반하는 인지적 손상과 경미한 치매에 도움이 된다는 연구결과도 있다.

- **유언장 쓰기**

유언장은 삶을 정리하는 글이다. 유언장은 죽음을 바로 앞에 두고 쓰는 것이 아니다. 평소에 생각하고 있던 사항을 어떤 날을 계기로 쓴다. 남편의 제삿날 추모와 함께 자신의 유언장을 다듬는다는 어느 시인의 이야기를 본 적이 있다. 열심히 일만 하다가 아무 말 없이 갑자기 돌아가신 남편을 생각하고, 무엇인가 적어 둬야겠다는 생각을 하고 시작했고, 매년 고쳐 쓰고 있다. "유언장을 작성해놓고 나니 하루가 더욱 소중하게 다가온다."고 말했다.

유언장은 먼저 사랑하는 사람들, 같이했던 사람들에게 감사와 함께 당부하는 말을 적는다. 그간의 인연에 감사를 전하며, 앞으로의 행복을

빈다. 다음으로 자신이 스스로 행동하고 판단할 수 없을 때를 대비한 말을 쓴다. 연명의료를 받을 것인가에 대한 의견을 밝힌다. '본인의 지속적이고 분명한 의사와 가족 2인 이상의 확인'도 법적으로 인정되는 의사 표현 방법이다. 살아오면서 가장 잘 했다고 생각하는 일을 생각해보고 후손에게 남겨주고 싶은 교훈도 기록한다.

- **유언장에 쓸 사항**
  ① 사랑하는 사람들에게 드리는 말
  ② 스스로 행동하고 판단할 수 없을 때를 대비한 당부
  ③ 재산에 관한 사항
  ④ 장례에 관한 의견
  ⑤ 사람에 대한 유언

2. 시 읽기와 짓기

■ 시 읽기(낭송)

시(詩)는 문학의 한 장르다.

언어의 선택과 배열을 통해 개인의 감정을 음악적으로 형상화한 언어예술이다. 시를 즐겨 읊조릴 수 있을 때, 시적 감동을 충분하게 맛볼 수 있다. 시는 '읽는다'고 하지 않고, '낭송한다'고 한다. 낭송은 문자언어로 표현된 문학 작품에 사상과 감정, 음악적 음률 등을 불어넣음으로써 시문학의 본질과 특성에 더욱 가까이 접근하는 활동인 것이다.

시를 소리 내어 읽다가 보면 자신의 목소리를 통해서 기쁨을 느끼고, 소리 내어 표현하는 행위에 대한 두려움도 없어진다. 성대에서 나오는 소리 파동은 자신의 무의식에 영향을 준다. 시를 낭송할 때에는 반복되는 말의 느낌을 생각하여 운율을 살려 읽어야 하고, 시에서 떠오르는 장면을 생각하며 감정을 최대한 살려서 낭송해야 한다.

시를 낭송하는 순간 잡념이 없어지고, 부정적인 생각이 감각적인 마음으로 바뀐다. 청각을 통해 뇌로 전달된 자신의 목소리와 그 내용은 잠재의식에도 영향을 준다. 마음에 쌓여 있던 찌꺼기를 없애고, 공통이나 원망을 아름다운 시어로 감싸서 소멸시킨다. 묵은 시간의 먼지를 털어내고 마음을 건강하게 만들어 준다. 소리 내어 읽으면 글로 보기만 했을 때와는 다른 느낌을 얻는다. 계속 시를 낭송하다 보면 외워진다. 시를 보지 않고 외워서 낭송하는 것을 암송이라고 한다.

시 낭송 방법에는 음보에 의한 낭송방법, 행이나 연의 배열에 의한 낭송 방법, 음절이나 구문, 행의 반복으로 운율이 생성되는 시의 낭송법이 있다. 음보에 의한 낭송법으로는 음보 단위로 박자에 맞추어 낭송하는 법, 가락을 붙여 낭송하는 방법이 있다. 행이나 연의 배열에 따른 낭송법은 운율 찾아 낭송하는 법이 있다. 시 낭송 활동은 개별학습도 중요하지만, 소집단 협력 학습이 효과적이다.

참여자가 글을 읽을 수 있다면 시나 시조를 골라 낭송하도록 지도한다. 만일 읽을 수 없다면 따라 읽도록 한다. 시설에서 시낭송 대회를 하는 것도 방법이다.

■ 시 짓기

시는 쓰는 사람이 선택한 단어의 나열이다.

그만큼 쓰는 사람의 삶의 방식이나 세상 보는 눈이 다른 만큼 시는 다양하다. 모든 사물은 주관적으로 받아들이고, 그것을 표현해내는 작업이 시다. 시가 가치를 담고 있는 것은 사실이지만, 그 시의 내용을 판단할 필요는 없다. 잘 쓰고 못 쓰고는 중요하지 않다. 시를 쓴다는 것은 누군가에게 자신을 나타내는 일이다. 자기해석이며, 자기표현이다.

먼저, 마음을 가라앉히기 위해 눈을 감고 마음을 정리한다. 다음으로 상황을 제시한다. 씨앗, 꽃, 하늘, 비, 별 등 자연물을 제시하고 그에 따른 생각을 떠올린다. 봄날의 햇살, 가을의 단풍 등 구체적으로 제시해도 좋다. 시는 짧다. 자기만의 방법으로 표현하도록 편안한 분위기를 만들어야 한다.

시를 쓰면 정서가 안정되고 인지능력이 향상된다. 처음부터 시를 지으려면 마음의 부담이 생긴다. 먼저 익숙해질 때까지 좋아하는 시 따라 쓰기로 시작하는 것이 좋다. 이야기하듯, 노래하듯 적으면 시가 된다. 자신의 이야기를 자신의 방법으로 표현한다. 한 소절씩 창작함으로써 마음에 안정감을 갖게 된다. 일부의 연구에서 정서적 안정뿐만 아니라 대인관계까지도 개선한다.

3. 이야기하기

■ 생각나는 대로 이야기하기

라쇼몽 효과라는 것이 있다.

한 가지 사건을 놓고 관찰하거나 경험하는 주체에 따라 다르게 인식하고 해석하는 것을 말한다. 사물을 분별하고 판단하는 능력을 인지력 혹은 인식이라고 하는데, 이 인식은 매우 주관적이다. 여기에 의해서 자기의 인식대로 말하는 것은 거짓말이 아니다. 지금까지의 고정관념이나 오해, 무지로 인한 착각으로 이러한 현상이 발생하기도 한다. 그렇지 않으면 무엇인가 의도하는 바가 따로 있다.

살아오는 과정에서 누구나 적절한 거짓말을 한다. 한 번도 거짓말을 한 적이 없다고 한다면, 그것 또한 거짓말이다. 파멜라 메이어는 '누군가 첫 대면에서 10분 동안 3번의 거짓말을 한다'고 《거짓말 알아채기》라는 책에서 주장했다. 캐나다의 심리학자 빅토리아 틸와 등의 연구자도 '아이들도 세 살부터 거짓말을 시작해서 여섯 살 쯤 되면 95% 이상이 거짓말을 하고 있다'고 밝혔다. 한번쯤 꾸밈에서부터 벗어나, 진실을 말하는 시간을 가지는 것도 좋은 일이다. 뇌를 창의적으로 만들어 주는 방법이다. 어떤 사건과 사물에 대한 추억을 꾸밈없이 말하게 한다. 실수 경험담도 좋다. 강사나 진행자가 꾸며 말하고 그 부분을 찾아

내도록 하는 방법도 있다.

■ 여행소개하기

여행에 관한 회상은 행복한 감정을 안겨준다.

여행할 때를 이야기 하면 측두엽이 활성화된다. 국내든 해외든 여행담을 이야기하는 기회를 준다. 동행자, 코스, 관광, 음식 그 밖의 에피소드를 이야기하면서 회상과 동시에 행복감을 얻는다.

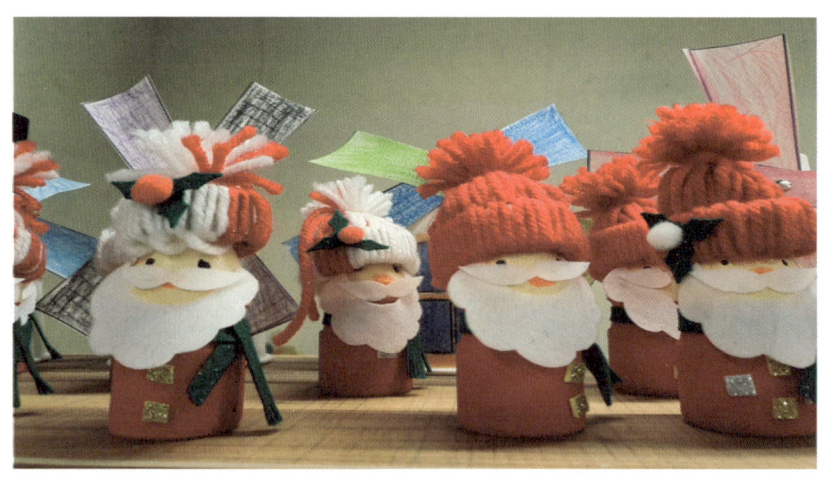

■ 11주차 프로그램 평가

- 문학트레이닝을 통해 회상요법 수업으로 자신의 과거를 회상하면서 글로 표현하고
- 자서전 적기를 통해 자신을 돌아보는 계기가 되었다.
- 동시에 자신의 감정을 마음껏 표현하면서 마음의 이완을 가져왔다.
- 글로 표현하기가 힘든 치매노인은 이야기 나누기로 진행하고
- 자서전 쓰기를 대필하여 적어 주었다.

■ 11주차 프로그램 요약 노트

제 7 장   활동 트레이닝 및 마무리

[치매예방·관리 통합교육 12주차 프로그램]

일시		회기	12회차	활동시간	(180분)
주제	활동트레이닝 및 마무리			강사	
교육목적	신체적 활동으로 뇌의 기능 활성화			장소	
목표 및 기대효과	신체적 활동을 통해 두뇌를 자극함으로서 뇌를 활성화 시킨다.				
준비물	컵스텍, 굵은실, 동전, 달력, 전지				
교육내용	1교시	[신체활동] 동전 게임 실뜨기 컵스택놀이			
	2교시	[각종 동작 훈련] 갖가지 손 운동을 직접 체험하기 갖가지 스트레칭 누워서 하는 뇌 운동 앉아서 하는 뇌 운동 서서하는 뇌 운동			
	3교시	[프로그램 마무리] 종사자에게 당부하는 말 과정정리			
특이사항	활동트레이닝을 통해 오랜만에 사용하지 않던 근육을 사용해서 몸은 뻐근하지만 기분은 개운하다고 함. 운동을 통해 신체가 건강해짐과 동시에 뇌의 기능을 활성화 시킨다는 원리를 깨달아 운동의 중요성을 인식함.				

1. 신체활동

■ 동전 게임

▽ 던져 점수 따기 : 목표물을 그려놓고 동전을 던져서 점수를 획득하는 방법. 동전이 금에 걸치면 가위, 바위, 보를 한다. 밥그릇을 사용하여 던져 넣기를 할 수도 있다.
▽ 동전 앞 뒤 맞추기 : 그림 숫자 어느 쪽인지 알아 맞추는 게임
▽ 동전 쌓기

■ 실뜨기

실의 양 끝을 연결하여 두 손에 걸고 두 사람이 서로 주고받으면서 여러 모양을 만드는 놀이다. 어린 시절 전통놀이 절차기억으로, 부양자가 어르신의 실뜨기 가르침을 받음으로써 자존감을 향상시켜주는 활동이다.

■ 컵스택놀이

스택 컵을 이용하여 쌓고 허물어 가는 활동으로 스피드, 집중력, 순발력이 요구되어 전두엽 훈련에 매우 적합하다. 용구가 간단하고 규칙이 쉬워 누구나 참여할 수 있는 스포츠이다.

2. 각종 동작 훈련

- **갖가지 손 운동을 직접 체험하기**

- **누워서 하는 뇌 운동**

몸 교차 윗몸 일으키기, 머리 들어 올리기, 발 부딪치기, 엇갈려 깍지 끼고 팔 펴기 운동 등

- **앉아서 하는 뇌 운동**

목, 귀, 올빼미, 가슴 펴기, 발목, 골반 돌리기, 흔들의자, 발가락 움켜쥐기, 숨고르기 운동 등.

- **서서 하는 뇌 운동**

목, 브레인 버튼 자극, 팔 쭉 뻗기, 손 발 교차, 올빼미, 뒤로 교차하기, 숨쉬기 운동 등.

- **12주차 프로그램 평가**

- 활동트레이닝을 통해 신체가 건강해 짐과 동시에 뇌의 기능을 활성화시 킴으로 치매예방에 도움을 준다.
- 앉아서 하는 운동, 서서 하는 운동, 누워서 하는 운동을 통해서 본인의 집 안에서 뿐만 아니라 치매노인들 아침 체조 시간에 적용시켜 매일 운동을 하기로 하였다.

- **12주차 프로그램 요약 노트**

3. 프로그램 마무리

노인의 시설입소에 대한 인식이 변화되었다.

옛날에는 돌봄이 당연히 가정에서 여성들이 해야 하는 무보수 성차적 역할이었다. 사회 변화는 이와 같은 고정관념에서 벗어날 수 있는 계기를 만들었다. 사회적 효의 실천이라는 새로운 상품브랜드로 재탄생하고 있다. 이처럼 돌봄에 대한 사회적 인식이 변화되면서 요양서비스를 제공하는 종사자들의 역할에 따라 서비스 질이 평가되고 돌봄 체계가 완성된다. 노인부양의 관점에서 시설을 이용하는 사례가 증가하면서 노인요양시설의 서비스 질이 더욱 중요한 요소로 인식되었다.

사회복지조직에 있어 생산성의 기준은 서비스의 질이다. 서비스의 질은 생산하는 과정에서 종사자들의 자세와 전문적인 대응이 결정적인 요인이다. 사회적 분위기는 부양부담 때문에 노인요양시설을 이용하는 추세이다. 부양을 위탁하는 가족들은 노인요양시설 종사자들이 양질의 서비스를 제공한다고 믿고 있다. 이들의 역할은 입소 노인의 삶의 질과 부양을 위탁한 가족들의 삶의 질을 결정한다. 특히 노인요양시설 종사자는 24시간 입소 노인들과 같이 생활하면서 일상생활에 필요한 각종 서비스를 직접적으로 제공하고 있고, 이들의 역할은 매우 중요한 입지에 있다. 노인에 대한 사회적 보호에 있어 보건, 의료, 일상생활 서비스를 통합적인 방식으로 제공함으로써 각자의 전문적인 방식과 영역에서 업무를 수행한다.

요양시설 종사자는 직업의식이 중요하다. 투철한 직업의식을 바탕으로 휴먼서비스 제공자로 전문성과 자긍심을 가질 때 질 높은 요양서비스를 제공하는 것이라 할 수 있다. 좋은 서비스 질과 좋은 신체적, 정신적 성과를 달성하는 것 못지않게 장기요양시설에서는 삶의 질이 보존되고 증진되어야 한다.

노인요양시설은 의료기관과는 다르게 의사가 상주하지 않는 곳으로서 모든 종사자들이 협심하여 입소 노인을 돌봐야 하는 곳이다. 종사자들은 전문 인력으로서 자부심을 가져야 하며, 양질의 서비스를 제공하기 위해서는 종사자 간 원활한 커뮤니케이션이 요구된다.

1) 종사자들의 역할

노인장기요양보험제도는 고령 또는 노인성 질병 등으로 스스로 일상생활이 힘든 노인들에게 신체활동이나 가사지원 등을 사회적 연대 차원에서 제공하는 사회보험제도이다. 2008년 7월 노인장기요양보험법 실시에 따라 노인요양시설이 설립되었다. 통계청 자료에 의하면 2020년 8월 기준 전국의 노인요양시설의 수는 5,656개이며, 이용자수는 184,980명이다.

고령사회에서 이들의 역할은 점점 커지고 있다. 노인장기요양보험법은 요양보호서비스를 수행하는 전문 인력을 요양보호사로 명명하여 노인장기요양보험제도 실천에서 주요한 전달체계를 담당하게 되었다. 이외에도 사회복지사, 간호사, 물리치료사(작업치료사), 영양사, 조리원 등이 근무하고 있다. 이중 가장 많은 인력으로 요양보호사가 근무하고 있다. 노인요양시설 종사자들의 역할은 다음과 같다.

가. 요양보호사

요양보호사는 노인장기요양보험제도에 있어 가장 중추적 역할을 담당하는 분야라고 할 수 있다. 가장 핵심적인 위치를 차지하는 인력이다. 노인요양시설은 요양보호사 인력을 중심으로 운영되기 때문에 이들이 요양서비스품질 평가에서 중요한 역할을 한다. 요양보호사가 되기 위해서는 이론, 실기, 실습을 포함하여 240시간의 교육과정을 마쳐야 자격시험에 응시할 수 있다. 예외적으로 간호사, 사회복지사, 간호조무사, 물리치료사, 작업치료사는 교육시간이 차등적으로 단축 적용된다. 종사자는 노인복지법 시행규칙 제17조에 따라 직원배치 기준이 있으며, 입소자 30인 미만과 이상으로 구분되어 있다.

나. 간호사

시설에는 노인성 질환을 가진 이용자도 있다. 이들을 고려한다면 간호사의 역할도 매우 중요하다. 병원과 달리 대부분의 노인요양시설에서는 간호 인력에 의해 직접적인 간호가 제공된다. 치매 환자는 환각, 우울, 공격 행동 등의 다양한 양상을 보이므로 간호제공자들이 이를 적절하게 사정하고 관리하여야 한다. 또한, 간호사는 치매 노인의 삶의 질 향상을 위하여 충족된 욕구와 미충족된 욕구를 파악하여 간호의 우선순위에 따라 적절한 서비스를 제공해야 한다.

다. 사회복지사

노인요양시설 사회복지사는 입소자 및 가족의 욕구에 맞춰 서비스를 계획하고 진행하며, 심리사회적, 경제적 문제 해결을 돕는 전문적 역할을 수행한다. 노인에 대한 사회적 보호에 있어 보건, 의료, 일상생활 서비스를 통합적인 방식으로 제공한다. 인간적, 복지적 차원에서 전문적인 방식으로 보호하는 업무를 한다. 사회복지 고유 업무 이외에도 각종 행정 업무를 처리하여야 하며, 입소자 케어를 비롯한 모든 업무에 직·간접적으로 관여한다.

대외적으로는 지역사회에 시설환경, 프로그램 내용, 입소절차 등에 대해 홍보하는 업무를 맡고 있다. 내적으로는 어르신 및 가족을 대상으로 입소상담을 하고 개인물품 및 서류(예:장기요양인정서)를 준비하도록 한다. 건강상태 및 인지기능에 따른 생활실 선정, 의료기기 제공 등을 협의하고 담당부서에 전달한다. 생활규칙, 프로그램 일정, 시설환경 등을 안내하고 어르신과 기관 직원을 소개한다. 그 외에 보호자를 대상으로 시설에 대한 오리엔테이션을 실시한다.

서비스 지원단계에서는 입소 어르신의 고충을 파악하고 처리한다. 여가지원이 필요한 어르신을 선정하고, 여가에 필요한 지원물품 등을 준비한다. 정기적인 상담을 통해 어르신에 대한 상황을 가족과 공유하고 협조를 구한다. 정기 및 수시 보호자간담회를 실시한다. 사무적으로는 시설 내·외부 공문접수 및 관리를 한다. 외부(공공/민간기관)에서 요청하는 각종 자료를 작성하고 발송한다. 연간 사업계획, 예·결산 작성, 사업실시 및 평가를 한다. 정부의 평가매뉴얼에 맞춰 평가준비를 한다. 직접적으로 돌봄에 참여하지 않는다는 생각으로 역할에 대한 혼란을 느끼기도 하지만 질 높은 서비스 제공에 중요한 역할을 한다.

■ 치매예방교육 전문강사

고령사회와 맞물려 급속하게 치매노인 인구가 늘어나고 있다. 치매는 본인뿐만 아니라 주위, 사랑하는 사람들에게까지 신체적, 정신적, 경제적 어려움을 안겨준다. 때문에 정부차원에서 치매예방과 관리에 많은 투자를 쏟고 있다. 전국적으로 치매관련 전문강사가 많이 배출되고 있고 노인의 치매예방을 위한 교육들이 급속하게 증가하고 있다.

국가는 다양한 치매예방교실운영(Brain Cafe)과 프로그램을 통한 치매예방에 관심이 있는 장. 노년층의 욕구를 충족시켜주기 위하여 노력하고 있다. 지자체별 개발한 프로그램전문 강사양성을 통하여 치매예방활동을 적극적으로 지원하고 있다. 또한, 치매예방 전문강사를 보건소 및 노인기관 등 치매예방 교육을 필요로 하는 단체들에 전문적인 교육전문가를 배치하고 찾아가는 치매예방교육을 실시하고 있다. 파견장소로는 학교, 기업체, 관공서, 지자체별 치매안심센터, 노인대학, 복지관, 주민센터, 실버타운, 평생교육원, 경로당, 장기요양기관 등이 있다.

치매는 예방만이 대안이다. 예방을 위한 교육에는 의사나 교수가 나설 일이 아니다. 많은 사람이 치매 예방교육의 강사가 된다는 것은 더 많은 사람이 치매에 대한 인식이 높아진다는 뜻이다. 요양기관 근무경력이 있는 사람, 교육 능력이 있는 사람을 집중적으로 양성하여 40세 이상 정도부터는 전국민이 치매예방교육을 접할 수 있어야 한다.

2) 정리와 요약 마무리, 설문 및 시상

치매 노인들은 인지 기능장애, 신체기능저하로 식사 행동장애가 나타나거나, 일상생활 동작수행능력 등에 문제가 따른다. 일상생활 의존도가 매우 높은 치매 노인이 의지할 곳은 요양시설이다. 종사자의 서비스가 입소 노인의 삶의 질에 직접적인 영향을 미치게 된다. 장기요양시설의 서비스제공자들은 치매 노인 케어를 통해 일상생활 수행에 충분한 도움을 주어야 한다. 치매 노인의 요구나 선호를 잘 인지하면 배회, 불안, 공격 등의 증상을 사전에 방지할 수 있다. 치매환자의 특성에 맞추어 질 좋은 요양서비스를 제공한다면 정신적 안녕과 삶의 질을 높아질 것이다.

이 프로그램은 노인요양시설 종사자를 주 대상으로 누구나 사용할 수 있는 치매예방·관리 통합교육 프로그램이다. 치매노인의 심리·사회적 비약물적 치료 활동과 교육 프로그램은 다양하다. 그러나 종사자들의 치매에 대한 정확한 지식과 그에 근거한 대상자 중심의 서비스 제공이 미흡한 실정이다. 그 효과를 입증한 프로그램은 거의 없는 상황이다. 최근에 오면서 인지요법과 회상요법이 노인치매의 주요증상 중의 하나로 나타나는 인지장애뿐만 아니라 다양한 문제행동을 치료하고 예방하는 프로그램으로 알려져 있다. 대부분의 노인병원이나 노인 관련 시설에서 치매노인을 위한, 인지 및 회상요법을 실시하고 있다. 아직 치매노인의 자존심과 정서안정 등의 효과에 대한 입증은 미흡하다. 미술요법, 운동요법, 음악요법, 행동적 가족 치료 등 다양한 요법에 대한 이론만 있지 현장에 적용하고 검증한 것은 찾기 어렵다. 이에 이 책에서는 치매예방·관리 통합교육 프로그램이 효과가 있는지를 노인요양시설 종사자가 어떻게 받아들이는지로 확인 검증하였다.

　치매는 예방이 처치의 유일한 방법임을 앞에서 보았다. 치매 예방과 이상행동의 지연을 위해 본인, 가족, 종사자들의 치매 관련 지식은 필수적 소양이다. 본인과 가족은 치매를 이해하고 그 후의 삶에 대비해야 한다. 하지만, 가족이 치매 환자를 돌보는 데 한계가 있는 상황이다. 결국, 치매의 예방과 돌봄에서 가장 중요한 역할을 수행하는 주체는 노인요양시설 종사자이다. 이들의 치매에 대한 전문적인 대처능력이 효과적인 서비스 제공의 성공 여부와 직결된다.

■ 마무리하며

치매예방·관리 통합교육프로그램은 치매에 대한 비약물적 처치 방법이다.

주로 치매에 쉽게 노출되지 않도록 예방하는 효과와 치매환자를 상대할 때 긍정적인 태도를 갖게 한다. 특히 현장의 요양보호사들은 치매에 대한 정확한 이해와 치매문제행동에 대한 패턴별 대처요령, 치매환자의 일상생활에 기본적인 식사수발, 대·소변 관리와 같은 실무적인 지식·기술측면의 교육을 필요로 한다. 모든 성인교육이 그렇듯이, 이론을 중심으로 이루어지는 교육에서 벗어나 실무 중심의 교육이 제공되어야 할 것이다.

치매라는 질병의 특성상 정신행동증상과 같이 나타낸다.

이러한 증상에 대해 지식이 부족하면 치매를 초기에 대응할 때를 놓치거나 증상의 악화를 불러일으킬 수 있다. 치매환자의 반복 및 이상행동을 간과하면, 치매의 치료와 간호에 부정적인 영향을 미칠 수도 있다. 반면, 치매관련 전문지식을 보유하면 치매환자에 대해 긍정적인 태도를 가질 수 있고 이는 돌봄 서비스의 질적 향상과 연결된다. 또한, 지속적인 치매 교육은 치매지식 및 태도를 향상시켜 보다 효과적이고 효율적인 치매예방관리를 가능하게 한다.

이 프로그램은 누구나 사용할 수 있는 프로그램이다.

이 프로그램은 치매가 발병하지 않은 일반 노인들에게는 치매예방차원에서 활용이 가능하다. 또, 보건소나 복지관 등에서도 인지상황에 따라 단계별로 응용이 가능하다. 나아가, 노인요양시설 종사자들의 궁극적인 역할과 목적의식을 함양시키고 양질의 요양서비스를 제공하여 입소 노인의 삶의 질 향상에 기여할 것이다.

치매와 관련한 요양인력이 교육과 훈련 등을 통해 치매를 잘 이해하면 노인을 대하는 태도나 서비스 제공, 관계 등에 변화를 도모하고 업무의 자긍심이나 만족도가 개선된다. 돌봄자가 치매노인에 관한 세부적이고 다양한 정보를 확보해서 지식과 경험을 바탕으로 적합하고 선호하는 돌봄을 수행할 수 있게 된다. 동시에 스트레스는 감소하고 대상자의 만족도는 높아진다.

치매예방활동에 대한 개인적, 사회적 노력은 치매로 인한 신체적, 심리적, 사회·경제적인 문제를 감소시켜 삶의 질을 향상시킬 것이다. 교육이나 정보습득이 요양서비스 질을 높이고 제공자와 수혜자 모두의 삶의 질이 향상될 것이다. 치매예방·관리 통합교육 프로그램으로 노인요양시설 종사자들은 자기효능감이 향상되고 직무스트레스가 감소될 것이다.

이 책을 통해 치매에 대한 두려움을 완화 효과를 얻고, 치매예방활동을 적극적으로 수행할 수 있을 것이다. 이를 통해 종사자들은 치매노인을 이해하고 케어 기술이 우수해질 뿐만 아니라 심리적인 지지를 얻어 직무수행 중 겪게 되는 스트레스가 완충되고 치매 예방 활동을 적극적으로 수행할 것이다.

이 책에서는 치매예방활동 방안의 하나이면서 유병 치매 노인을 잘 케어할 수 있도록 병행하는 통합교육프로그램을 소개하였다. 이에 따라 치매 노인이 입소하여 생활하는 노인요양시설 종사자들이 사용할 수 있는 치매예방·관리 통합교육 프로그램을 제시한다. 이 프로그램으로 노인요양시설 종사자들이 입소 치매 노인의 특성을 이해하고, 치매예방활동을 적극적으로 실천·행동하며 잔존기능을 살릴 수 있도록 함에 그 목적이 있다. 차별화된 교육프로그램으로 종사자의 케어부담을 감소시키고 치매 행동에 따른 심층적인 케어서비스가 이루어지리라 믿는다.

낯설고 부정적인 치매를 이기는 방법을 알자.

프로그램을 적용하고 그 결과를 내놓으면서 나름의 책임감으로 치매 인식 개선과 예방을 위한 발걸음을 내디뎠다. 이 책을 접하면서 치매를 노화와 질병의 한 모습으로, 누구에게나 다가올 수 있는 자연스러운 현상으로 받아들이는 긍정적인 모습으로 변화하길 기대한다. 더 나아가, 치매국가책임제에서 말하듯 치매로부터 자유로운 나라를 만드는데 보탬이 되길 희망한다. 물론, 고령사회에서 노인 문제는 치매뿐만이 아니다. 이 책이 치매노인들이 한 인격체로 사람대접을 받고, 여유를 누릴 수 있는 세상을 만드는 데 조금의 도움이라도 되었으면 한다.

■ 참고문헌

고숙자·정영호·김동영, 초고령사회 대응을 위한 치매의 사회적 부담과 예방 및 관리 방안, 한국보건사회연구원 연구보고서, 2016.
보건복지부, 제3차 치매관리종합계획(2016~2020), 2015.
서울특별시 광역치매센터, 2014년 치매예방 프로그램 개발을 위한 문헌고찰, 2014.
중앙치매센터, 대한민국 치매현황 2016, 2018.
중앙치매센터, 중·고도치매환자의 일상생활 동작향상 또는 정신행동 증상 개선을 위한 비약물 치료 프로그램 체계적 문헌 고찰 보고서, 2018.
중앙치매센터, 치매로부터 자유로운 나라 2018, 중앙치매센터 연차보고서, 2018

국제치매예방협회, 치매예방 트레이너, 도서출판 상우, 2014.
권중돈, 노인복지론, 학지사, 2008.
김성일·김채연·성영신, 뇌로 통하다, 21세기북스, 2018.
김태년, 노년학, 교문사, 2007.
나가오 가즈히로, 걷기만 해도 치매는 개선된다, 정진라이프, 2017.
라정찬, 치매 희망 있습니다, 끌리는책, 2020.
문영숙, 치매 마음안에 외딴방 하나, 지우LnB, 2011.
안인숙, 치매 알면 길이 보인다, 미다스북스, 2019.
안준용·석남준·박상기, 치매 이길 수 있는 전쟁, 비타북스, 2016.
양기화, 치매 당신도 고칠 수 있다, 중앙생활사, 2018.
와다 히데키, 오시연 역, 치매정복, 다산출판사, 2016.

진 카퍼, 김선희 역, 100살 건강한 뇌의 비결, 행복포럼, 2011.
한설희, 나 치매 아냐?, 싸이프레스, 2018.
히라마스 루이, 홍성민 옮김, 치매부모를 이해하는 14가지 방법,
　　뜨인돌, 2019.

네이버 지식백과
사이언스 타임즈, www.sciencetimes.co.kr
세종시 보건소 국민건강상식 https://www.sejong.go.kr
중앙치매센터, www.nid.or.kr
헬스조선, https://health.chosun.com
통계청(http://kostat.go.kr). 노인장기요양보험통계: 시·군·구별 장기요
　　양기관전문인력 현황(2017), 2019.